室伏広治と考える
運動器機能の評価と改善
Koji Awareness

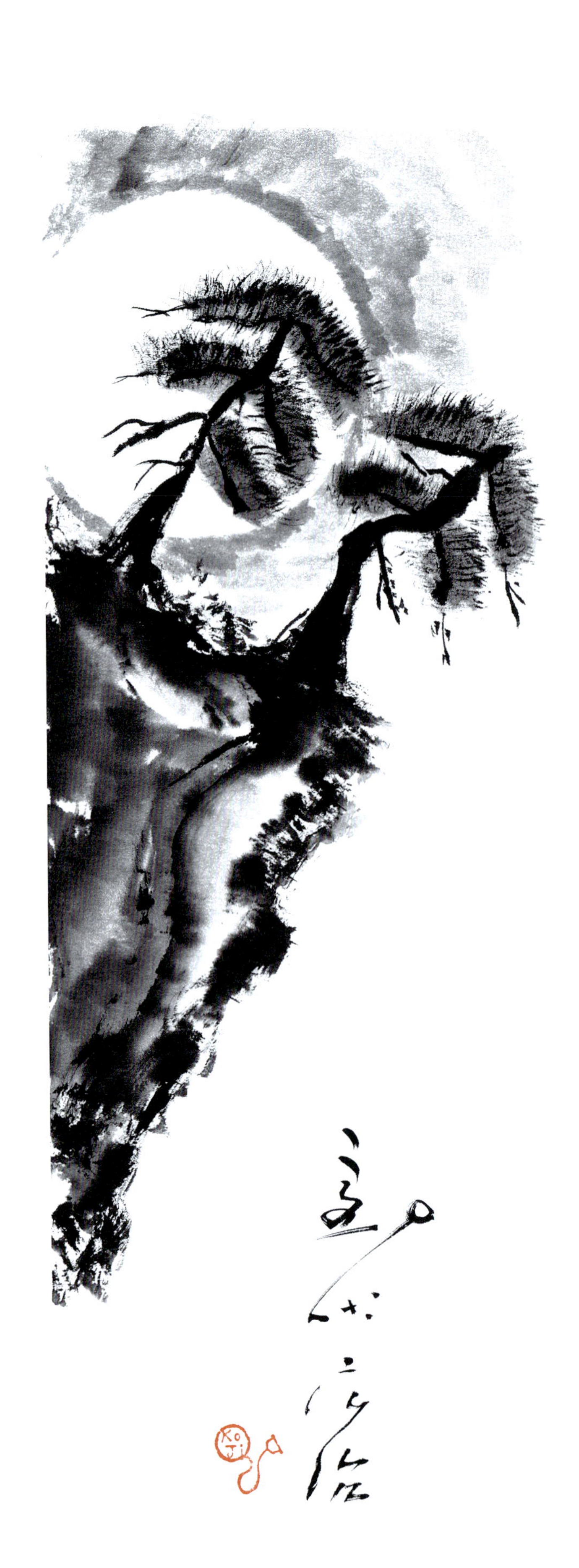

曲則全枉則直
窪則盈敝則新
少則得多則惑

身体機能を高め，自らの可能性を最大限に引き出す．
『Koji Awareness』は，単に身体の強さを追求するだけでなく，
柔軟さや適応力を引き出すことで身体が花開くという哲学のもと，開発された．

「曲則全、枉則直」（柔軟性と適応力）
身体の柔軟さや適応力があればこそ，全体としての機能を最大限に発揮できる．

「窪則盈、敝則新」（回復と再生）
一見劣っているように見える部分は，逆に言えば再生の可能性を秘めている．
身体の弱点を理解し，機能を向上させることでより強靭になることができる．
身体が疲弊していたり，弱点があったとしても，
正しいアプローチや取り組みによって回復し，さらに強くなることができるものだ．

「少則得、多則惑」（簡潔さと集中力）
軽い負荷や適度なトレーニングでも身体は活性化される．
多様な情報が溢れている世の中で，よりシンプルで本質的なアプローチが
身体にとって最も効果的である．

出典／『老子 道徳経第二十二章』

室伏広治と考える運動器機能の評価と改善

Koji Awareness

著　室伏広治

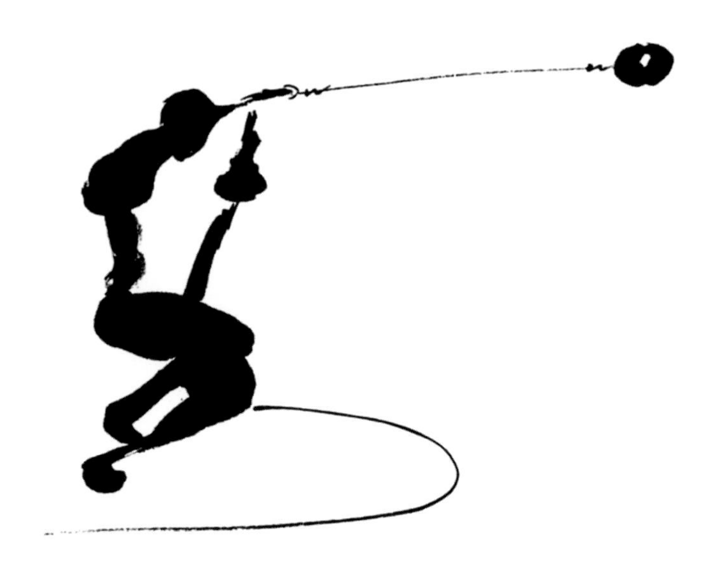

文光堂

執筆者一覧

監修

金岡恒治　早稲田大学スポーツ科学学術院教授

片桐洋樹　獨協医科大学埼玉医療センター整形外科講師

著

室伏広治　スポーツ庁長官

分担執筆（執筆順）

見供　翔　東京科学大学大学院医歯学総合研究科／スポーツ庁健康スポーツ課

森戸剛史　早稲田大学スポーツ科学学術院

金岡恒治　早稲田大学スポーツ科学学術院教授

市川いずみ　早稲田大学ベースボール科学研究所

片桐洋樹　獨協医科大学埼玉医療センター整形外科講師

宮腰行生　株式会社アクシス代表取締役

監修の序

室伏広治氏は「心・技・体」のすべてを兼ね備えた稀代のアスリートとして長年活躍してきた．しかし，その競技人生は必ずしも順風満帆ではなく，腰痛や膝痛などの運動器障害との闘いでもあった．運動器の不調を自覚したときには，トレーナーとともにその不調を招いた動作不良を推察し，動作を改善するための様々なエクササイズを実践し，身体機能を向上させて不調を乗り越えるだけではなく，競技パフォーマンスを高めてきた．この試行錯誤こそが，室伏広治を五輪金メダリストのみならず，最高齢での世界陸上競技選手権金メダリストや日本陸上競技選手権20連覇という今後も破られることはないであろう偉業を成し遂げたトップアスリートたらしめた所以といえる．

立場が変わって，日本国民の「人生を健康に生き抜く力」であるライフパフォーマンスを高める旗振り役になった現在，自身の身体機能を自ら評価し，その機能低下部位を自覚したうえで，自発的に介入エクササイズを行う“Koji Awareness（KA）”を開発し普及させる活動を行っている．Koji Awarenessはまさに，室伏氏が自ら経験してきた身体機能評価と改善方法を伝授するものである．

健康寿命を延ばすためにメタボ健診を行い，疾病を未然に防ぐ方策は普及してきているが，健康寿命に大きな影響を与える運動器の機能評価と介入方法が十分に開発されていない現在において，Koji Awarenessは非常に有益なツールであると考える．本法を活用することで人々の運動器機能が向上し健康寿命が延びることにより，わが国のみならず人類すべてが抱える数多くの問題が解決されていくことが期待される．

2024年11月

早稲田大学スポーツ科学学術院教授
金岡恒治

序　文

現代社会において，日常生活にスポーツやエクササイズを取り入れることは，生活の質を高め，生きる力を与えてくれるものです．しかし，スポーツを生涯楽しみ続けるためには，身体をただ使うだけではなく，定期的なメンテナンスを行うこともトレーニングと同じくらい重要です．

マッサージや治療といった他者の力を借りることも大切ですが，自分自身で身体をケアし，メンテナンスすることが欠かせません．自らの身体に対して責任をもち，その機能を維持・向上させるためには，日常的に意識して取り組むことが必要です．

この書籍では，長年のアスリートとしての経験と研究を通じて開発した“Koji Awareness（KA）”を紹介しています．KAは，誰でも簡単に実践できるセルフスクリーニングと改善運動を組み合わせた方法であり，アスリートだけでなく，日常生活のなかで身体のバランスを保ち，より快適に過ごしたい方々にも役立ちます．

KAスクリーニングテストにより自らの身体の問題点を把握し，それを改善していくことで，日常生活をより豊かに，スポーツやエクササイズをより楽しむことができるでしょう．この本が，読者の皆様にとって，自分の身体と向き合い，その機能を最大限に引き出すための手助けとなれば幸いです．

2024年11月

室伏広治

Contents

［本書の二次元コードについて］
2章・3章内で，各図の横に掲載されている二次元コードから動画にアクセスし，スクリーニングテスト・改善運動の方法を学ぶことができます（各動画は，株式会社アクシスのサーバー上で提供されております）.

第1章

総論－運動機能とは？

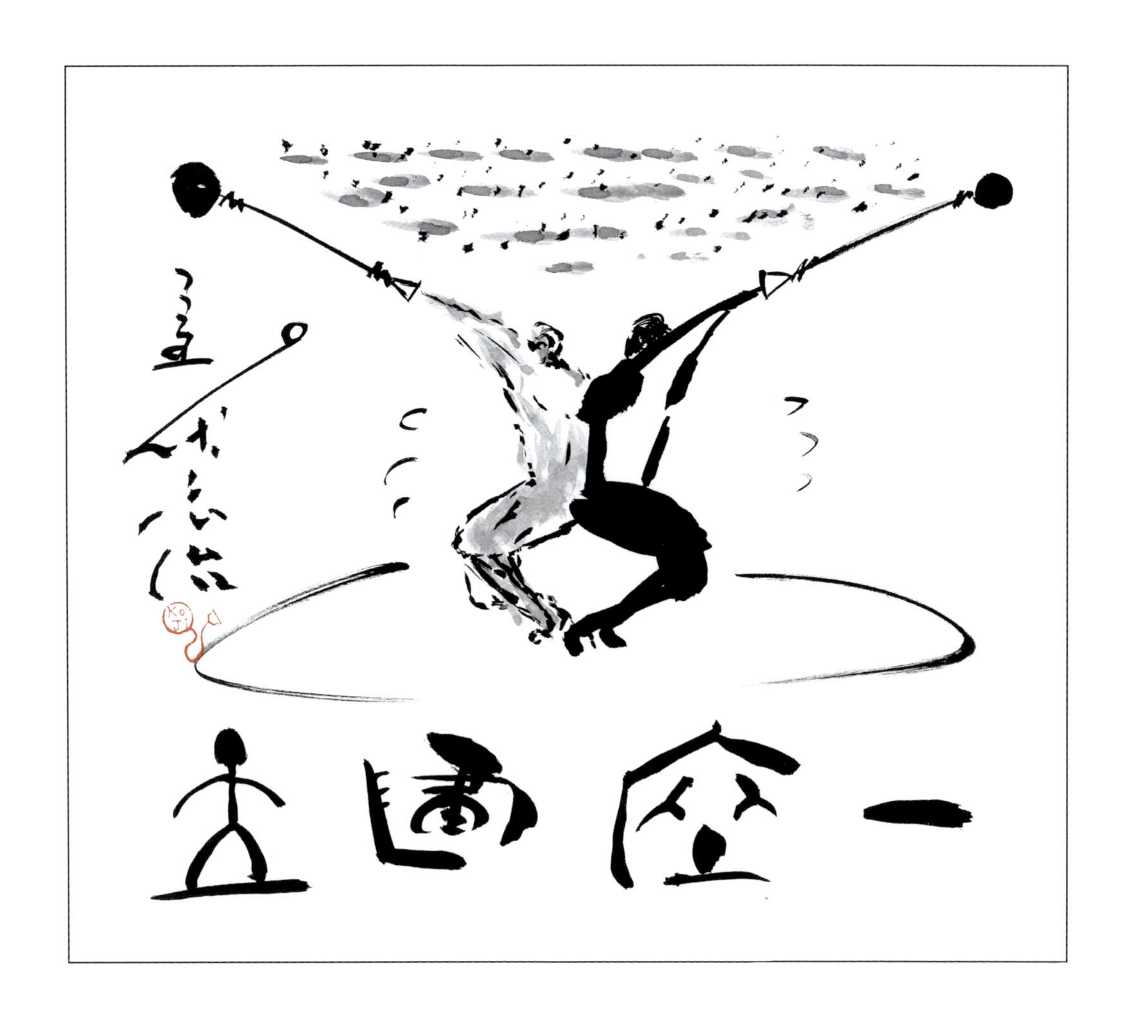

一座建立

茶道においては，主人と客の心が通い合うことが重要であり，能楽では，演者と観客が一体となってその場を素晴らしいものにしていくことが求められ，これを「一座建立」という．墨絵に描かれた背中合わせのハンマー投擲者たちは，協力と競争の関係性を象徴しており，競技者と観客，または身体の異なる部分の協調関係のメタファーとして捉えることができる．身体の運動機能も，単に個々の筋肉や関節の働きに依存するのではなく，全身のバランスと相互作用によって成り立っている．この章では，身体と環境，個人と周囲の相互作用という考え方を「一座建立」を通じて象徴し，身体の機能が単なる個の力ではなく，全体の協力や調和によって成立することに着目する．

Koji Awarenessを作成した経緯

運動機能についての模索—年齢に応じた理にかなった身体の使い方とは？

人間の様々な身体機能は，ある一定の年齢から低下していく．そのため適切な刺激を与え，身体機能を維持向上させることは，高齢化が進むわが国において大変重要なことである．身体の衰えを悲観的に捉えるのではなく，年齢とともに身体が変化していくなかにも，新たな機能を獲得する喜びを感じ，その年齢なりに身体の使い方を工夫して身体機能を向上させていくことも可能ではないだろうか？

日本古来より伝承されている「能」の世界では，何代にもわたり年代に応じた演技の取り組み方が受け継がれている．世阿弥の『風姿花伝』には，年代に応じた心と身体のコントロール方法として，30歳台，40歳台，50歳台と歳を重ねるごとに一つひとつ「花」を失う一方，自らの心身を的確に理解しコントロールすることで，年齢に応じた新たな「花」を獲得できることが記されている．世阿弥の父・観阿弥は亡くなる直前まで舞台に立ち，人生最後の舞台では，観客に受けるような「花」のある能はすべて若手に譲り，自らは技に頼らず控えめにあしらって演じたが，それは格別に見事なものであったとされる．まさに“老木になるまで花は散らで残りしなり”と，老骨に残りし花の証であった．

本書では身体機能の維持向上を目的としているが，決して年齢を逆戻りして若さを取り戻そうという観点で書いているわけではない．自身の身体の状態を客観的にも感覚的にも正しく知り，年齢に応じた最適な身体の使い方や心のもち方を導き出し，さらには年齢に応じた「花」のある生き方に結びつけられることを念頭に置いている．解剖学的な運動器としての「身体」に留まらず，生命や文化的な側面から「身体」を捉えることに結びつけてもらえれば，これ以上の喜びはない．

競技スポーツの領域においては，試合に出場するからには年齢にかかわらず常に結果を残すことが求められる．長きにわたりハイレベルの成績を残し続けるには，年齢に応じて練習計画やマネジメント方法を変化させ最適な方法を用いる必要がある．

筆者は，自らの競技人生を以下の3つのフェーズに分類する（図1）．

a）スキルを習得し記録を伸ばしていく時期．

b）パフォーマンスがピークに達する充実期．

c）体力の衰えが見え始めるパフォーマンス維持期．

各フェーズにおいて，アスリートは自らのパフォーマンスを正確に把握し，今後の変化を予測し，競技会において身体の可能性を最大限に引き出すことが求められる．

発育期や初心者にはトップ選手のトレーニング方法をそのまま適用できるわけではなく，また体力が低下する35歳以上では20歳台のトレーニング方法は適用できない．そのためアスリート自らが将来設計も含めた自己マネジメント能力をもち，自己の身体と人生に対してawareness（認知）を高め，主体性をもって活動することが求められる．

すなわち，アスリートは年齢との向き合い方を正しく理解しなければならない．トレーニング計画におけるマネジメント方法を誤れば，怪我や不調により即引退となることもあるで

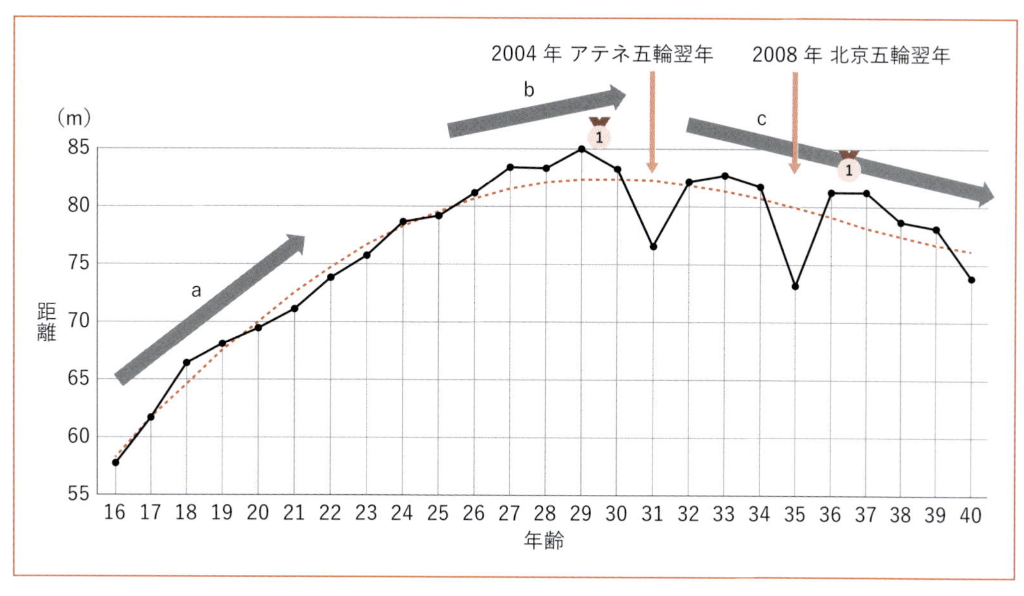

図1　室伏広治 年齢別最高記録の推移．1990～2014年(16～40歳)

年齢ごとの記録の推移と3つのフェーズ．a：スキルを習得し記録を伸ばしていく時期．b：パフォーマンスがピークに達する充実期．c：体力の衰えが見え始めるパフォーマンス維持期．

あろう．

筆者にとって，年齢による体力の衰えをカバーし，いかに選手寿命の延伸に結びつけるかは，最重要課題であった．選手寿命については，競技特性にもよるが，一般的にトップアスリートとしての身体的な体力のピークは28歳前後であるといわれている．スピードとパワーの要素が大きいスポーツの一つである重量挙競技のオリンピック・世界選手権出場年齢についての1998～2017年の調査では，平均ピーク年齢は26歳とされている[1)]．筆者においても生涯ベスト記録は28歳時の84 m86であり，練習でのハイクリーン，スナッチ，フルスクワット等のバーベル挙上運動の最大値も28歳がピークであった．

しかしその体力的なピークを過ぎた後も，41歳までの長期にわたってハンマー投の日本代表選手として世界大会に出場してきた．

ハンマー投は，取っ手とワイヤーを介して接続された全長 4ft (121.5 cm)，重さ16 lbs (7.26 kg)のハンマーをいかにして遠くへ投げることができるかという，原始的で単純な競技で，80 m投擲時のワイヤーにかかる張力は350 kg以上にもなる．パフォーマンスがピークとなる充実期には，何時間にもわたる投擲練習に加えてウエイトトレーニング，心身を鍛錬する補強練習，ダッシュ，ジャンプなど多岐にわたるトレーニングを行った．しかし30歳前後からは，腰痛や股関節痛などの運動器障害が誘発されるようになった．その要因は，加齢に加えて長期間にわたり同じ運動パターンを繰り返してきたことにあると推測し，トレーニング方法やマネジメント方法を変えて新しい身体感覚を得ることが重要と考え，様々なトレーニング方法を編み出してパフォーマンスを維持してきた．これらの自身の知見を活かして，スポーツの専門スキル，アスレティックなアビリティを支える土台としての身体機能(運動器を含む)を向上させ(図2)，運動器障害を克服し，パフォーマンス向上に結びつけることを目

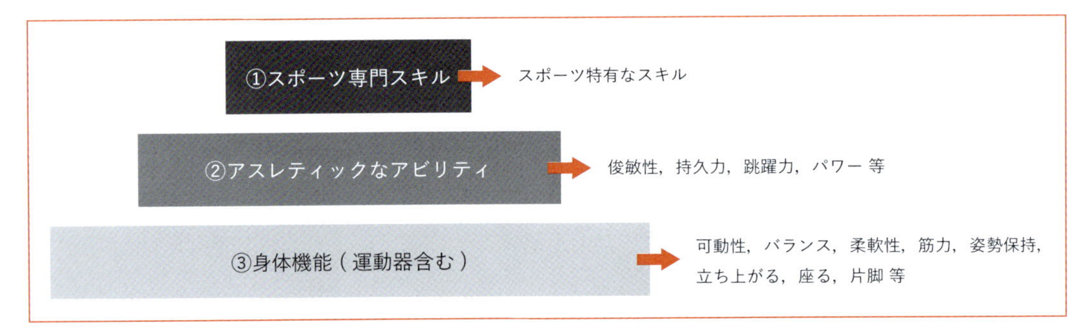

図2 身体機能を高める重要性のピラミッド図
アスレティックなアビリティと身体機能は，スポーツ専門スキルの土台となる．スポーツ専門スキルを高めるには，これらの土台に着目し，強化することが重要である．

的とした運動器機能評価・改善方法であるKoji Awareness を開発した[2〜6]．

運動器機能評価の重要性

腰痛や股関節痛のような症状が生じた場合には，運動器の状態を把握することが求められるため，特に外傷などの急性損傷においては，レントゲンやMRIなどの画像検査によって組織の病態を正しく評価する必要がある．しかし慢性的な運動器の障害を評価するためには，組織の損傷の評価とともに運動器の機能評価が重要となる．運動器機能評価によって適切な介入が行われ，身体機能が改善することで障害部位への負担が減少し痛みの軽減に結びつく．

34歳時の自身の腰痛についての画像所見では，腰椎椎間板の変性とヘルニア，椎間関節の骨棘形成，脊柱管の狭窄，股関節唇損傷を認め，トップレベルでの競技の維持は難しいと判断された．しかしその後，トレーニング拠点の米国において理学療法士であるトレーナーにより詳細に運動器の機能が評価され，機能低下部位に対する改善プログラムが提示された．そのときに行われた運動器機能評価の内容を図3に示す．

この評価に基づき，運動機能を向上させるためのエクササイズや，さらには運動や姿勢パターンの改善に着目し中枢神経系に働きかけるエクササイズ療法であるdynamic neuromuscular system（DNS）*を行うことで，メスを入れずとも運動器の障害が回復に向かっていった．機能改善介入に取り組み運動器の機能が回復することで，年齢を超えた新たなコンディショニング方法の可能性を見出した．

また筆者は大学院に進学し，いかにしてハンマーの運動エネルギーを効率的に高めることができるかという課題を研究するために「パラメーター励振の理論」というバイオメカニクス的な観点からトレーナーと身体の使い方について何度も議論を重ねた．その結果，腰や股関節の痛みが改善しただけではなく，ハンマーの運動エネルギーを高め，より効率的に加速できる安定した技術を得ることができた．そして年齢の壁を乗り越えて，35歳で世界ランキング1位に返り咲き，36歳で世界選手権で優勝し（世界陸上史上最高齢），38歳で出場したロンドンオリンピックでは銅メダルを獲得した．このように運動器障害に対して，画像検査による器質的異常所見のみに捉われるのではなく，運動能力に影響を与える運動器の身体機能を正しく評価して改善する介入を行うことの重要性を身をもって体験した．

身体の動かし方や運動パターンを改善することは，運動器の疼痛を軽減させるとともにス

34歳頃　整形外科医の解剖学的診断

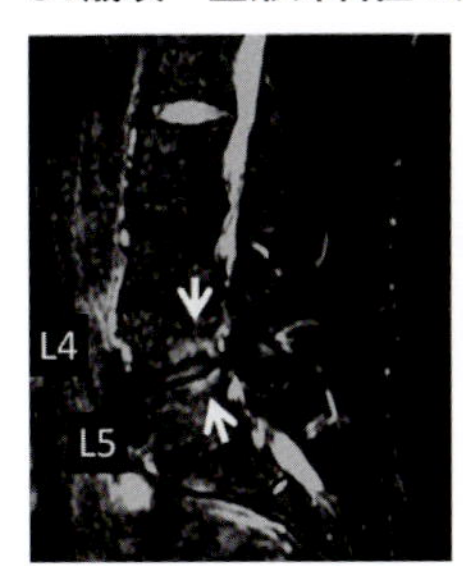

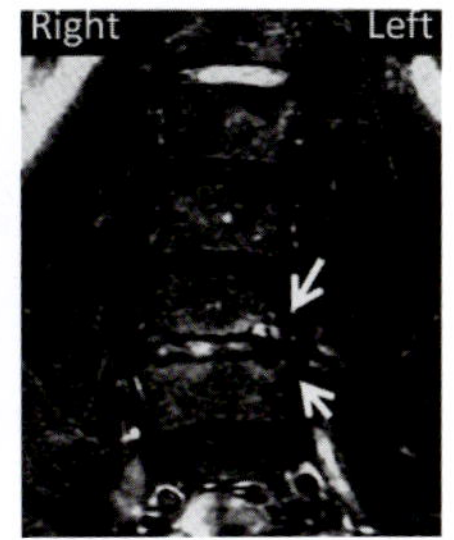

理学療法士の動作診断・評価

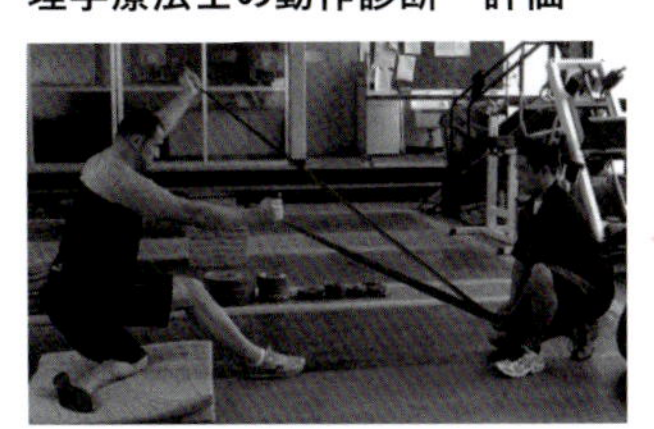

PTの診断をもとにトレーニングを行う

- lumbar extension/rotation syndrome（腰椎伸展，回旋性）
- adaptively lengthened lower abdominals with mild RA diastasis and rib flare infrasternal angle at 110°（腹直筋の乖離，胸骨下角度110度）
- short/stiff Rt iliopsoas; Lt TFL/IT band; Rt hip adductor; Lt hamstring（右腸腰筋の硬直，左大腿筋膜張筋，腸脛靱帯の硬直，右股関節内転筋，左のハムストリング硬直）
- Rt anteriorly tilted innominate; Lt post tilted innominate with tenderness at left short/long post SI jt ligament（右寛骨前傾，左寛骨後傾，仙腸関節への負担）
- Rt hip adduction/Lt hip abduction position with Rt iliac crest superior to left in hip adducted and neutral position（右股関節内転位，左股関節外転位，右上前腸骨棘）

Diagnosis: Koji Murofushi Plan - 10/20/10

運動パターンの改善

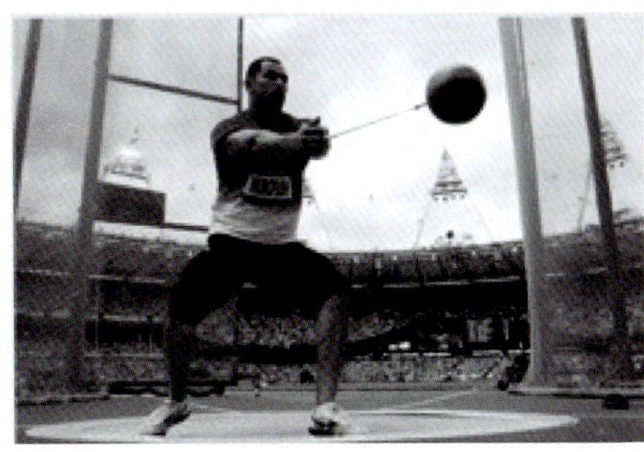

画像提供：陸上競技マガジン

世界選手権 金（36歳），
オリンピック 銅（38歳）

図3　解剖学的診断，運動器機能評価（評価内容例），運動パターンの改善のフロー

ポーツパフォーマンスに大きな影響を与える．たとえ身体能力が高いアスリートであっても，問題のある動かし方や運動パターンで動作を行っていると，その積み重ねによって運動器の組織に障害を引き起こし，パフォーマンスが低下するだけでなく，日常生活にも影響しかねない．一般のエクササイズにおいても，自身の運動器の機能に合わない間違った身体の使い方や負荷で運動を実施しても，その効果は半減してしまうのみならず運動器障害を招きかねない．自身の運動器の機能を知り，その低下している機能を改善させることが重要となる．

しかし運動器機能の評価に関しては，スクリーニング方法としてのFMS（functional movement screen）や身体バランスを評価する方法が研究等に用いられているが，簡便に全身の身体機能を評価・計測し定量化することのできるセルフスクリーニング方法は存在しない．そのため，筆者はこれまでの経験から得た知見をもとに，アスリートのみならず一般的に広く活用できるスクリーニング方法Koji Awarenessを開発した．これは道具を使用せず自身の身体を基準に自らが測定を行い，身体機能を総合的にスクリーニングし，点数化する方法である．

インスピレーション
―自らの「身体長」を基準にして自らが測定する評価手法

自身の身体を基準に自らが測定する手法は，人類が古来より行ってきた手法から発想した．古代ギリシャ・ローマ・メソポタミア文明をはじめ，人類は何千年もの間，日常生活や建造物，居住空間を創造する際の様々な場面で，身体をベースとしたユニット（body-based units）を活用してきた．古代エジプトのピラミッドも人の肘頭から中指先端までの長さ（cubit）を基準とし建造された．

日本においても，平家物語巻第十一，源氏の弓の名手，那須与一が扇の的を射る場面で，十二束三状**という身体を使った単位で矢の長さが示されている．

> 与一，鏑を取つてつがひ，よつぴいてひやうど放つ．小兵といふぢやう十二束三伏（じゅうにそくみつぶせ）**，弓は強し，浦響くほど長鳴りして，あやまたず扇の要際は，一寸ばかりおいて，ひいふつとぞ射切つたる．鏑は海へ入りければ，扇は空へぞ上がりける．

現代ではyardやfeetを使用する国も存在するものの，世界的にはフランスで提唱されたメートル法を基にしたSI単位が用いられている．しかし人間工学的な観点から身体を使用したbody-based unitsはいまだに重要視され，その利点が注目されている[7]．デジタル（digit）という用語は指1本分のことを指し，ものを計測するときの根本は今も変わらず身体にあるともいえる．デスクや椅子，車の座席位置も，標準化された測定方法よりも実際に使用する自身の身長や腕の長さに合わせた環境のほうが身体に合うことであろう．スポーツの場面では，アメリカンフットボールのフィールドゴール（FG）は，ボールが置いてある場所から選手それぞれの足で約7歩下がった地点にボールを置き，キックを行う．しかしその距離を210 cmと正確に規定されてしまうと，キック時に身体を調整しにくいといわれる．陸上の走り幅跳の助走マーカーを置く位置も，自らの歩測で計測するほうが感覚的にしっくりくる選手もいる．標準化された計測は，再現性という点で優れているかもしれないが，それは自分の感覚を他に置き換えているだけであり，日々微妙に変化する自身の感覚に合わせているわけではない．私も現役時代，80 m という距離が，その日の調子によって遠く感じることも，手に届くくらい近くに感じることもあった．

このように人の感覚と定量化した計測数値が一致するとは限らない．そのような見地から，自らの身体の状態を自らの身体長を用いて測定するということが理に適った方法であると考え，Koji Awarenessでは計測する基準を自らの身体長としている．またKoji Awarenessでは自らの知覚，認知機能をはじめとした身体感覚を働かせ，身体がどのような状態なのかを判断して測定するため，身体感覚，すなわち自らの身体に対する「実感」が呼び覚まされ，自身の身体を自身で管理するという“ownership”をもつことにもつながると期待する．

身体の所在を認識する重要性

スポーツ活動や文化芸術活動のみならず日常動作においても，自らの身体に対する意識を高め，「身体の所在」を認識することは重要と考える．現代社会において，多くの人は時間に追われて自らの身体の所在について考えることなく1日を過ごし，それを認識するのは腰や肩などに痛みが出たときぐらいかもしれない．「身体図式」や「ボディ・スキーマ」と呼ばれる概念であるが，膝，足首，肘，腰など，自分の身体がどこにあるのかを感知することは，すべての動作の始まりといえる．膝の存在を正確に感じられていない人に，膝を上げるよう指示してもスムーズに行えないであろう．「腹や腰」を表面的な解剖学的知識によって「腹直筋や脊柱起立筋」としか考えていない人に，「腹や腰を落とす」ように指示しても，上手に重心を落とすことはできないであろう．また子供の運動能力，身体感覚を開拓していくためにも，自らの身体図式を形成することが重要であることはいうまでもない．Koji Awarenessのもう一つの目的は，すべての動作の始まりである自らの身体の所在を認識し，感知する身体と実際の身体とを適合させることにある．Koji Awarenessは評価の各項目ができたかできないか，点数が高いか低いかという点だけに注目するのではなく，まず，やってみることが重要なのである．

運動器機能の評価と改善の実践に向けて

これまで述べてきたように，一般的に運動器の評価は大きく以下の3つに分けられる．①画像所見をもとにした解剖学的な形態の評価，②他者による他動(passive)で評価する関節可動域評価(ROM)や筋力評価(MMT)，③自身による自動(active)で評価する方法．

Koji Awarenessは，筆者がトップアスリートとして世界と戦い続けるために考案した手法で，随意的な動きにより自ら身体を動かし，関節・腱・筋・足底などの固有深部感覚によって自動で動かすことができる身体機能の範囲(mobility)を評価する．外部からの指示や他者に動かされて知るのではなく，自らの感覚を通じて身体の所在を意識して行うものであり，身体の構造(ハードウェア・車体)だけでなく，身体の使い方(ソフトウェア・運転手としての役割)の評価を行い，同時にその機能を高めることを目指している(図4)．

Koji Awarenessは，11の項目から構成された運動器の評価(オ2章)と，それに基づいた改善運動(オ3章)から成り立っている．Koji Awarenessを実践することによって，多くの人が自身の身体への意識を高め，身体と向き合うきっかけとし，運動器機能の維持向上に役立つことを期待する．

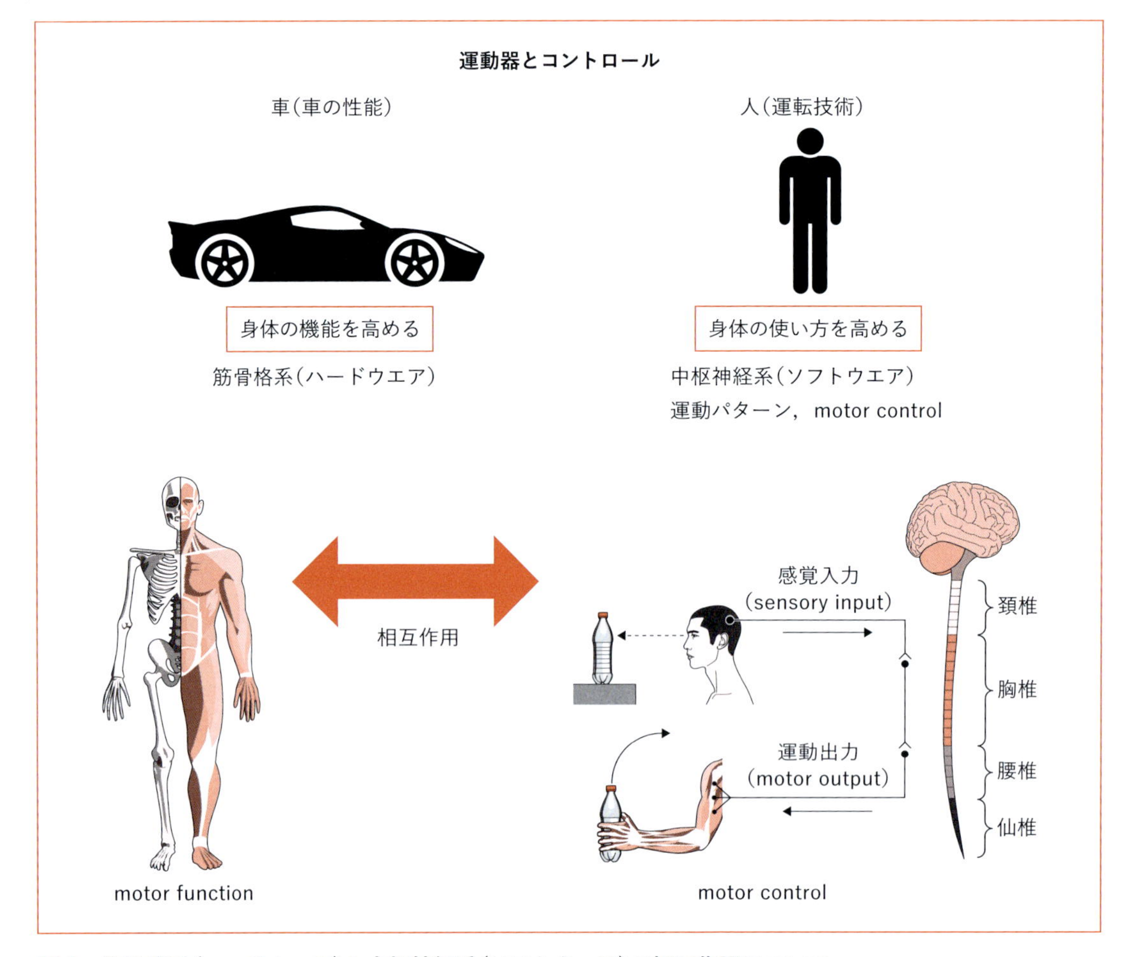

図4　筋骨格系(ハードウェア)と中枢神経系(ソフトウェア)の相互作用について

*dynamic neuromuscular system (DNS)：チェコ共和国の小児科医・理学療法士のPavel Kolarが提唱したprimary reflex (乳幼児期に存在する姿勢反射/制御系)，姿勢反射を利用したセラピー，もしくはトレーニング方法．人間が生まれてから立ち上がり，歩行できるまでの様々な姿勢パターンで中枢神経系に働きかけ人間本来の動きを取り戻す．

**十二束三伏：一束は親指をのぞく4本の指の幅．一伏は指1本の幅．

文献

1) Solberg, PA et al : Peak age and performance progression in world-class weightlifting and powerlifting athletes. Int J Sports Physiol Perform 14 : 1357-1363, 2019
2) Murofushi, K et al : The relationship between movement self-screening scores and pain intensity during daily training. J Med Invest 69 : 204-216, 2022
3) Murofushi, K et al : Validity of the KOJI AWARENESS self-screening test for body movement and comparison with functional movement screening. PLoS One 17 : e0277167, 2022
4) Murofushi, K et al : The effectiveness of corrective exercises on the KOJI AWARENESS score and activity-related pain intensity. J Med Invest 70 : 208-212, 2023
5) Murofushi, K et al : Predictive value of the KOJI AWARENESS self-evaluation system for running injuries in elite male long-distance runners : a prospective cohort study. Orthop J Sports Med 12 : 23259671241260517, 2024
6) Murofushi, K et al : Comparative analysis of thoracic rotation exercises : range of motion improvement in standing and quadruped variants. Acta Med Okayama 78, 251-258, 2024
7) Kaaronen, RO et al : Body-based units of measure in cultural evolution. Science 380 : 948-954, 2023

第2章

運動機能の評価

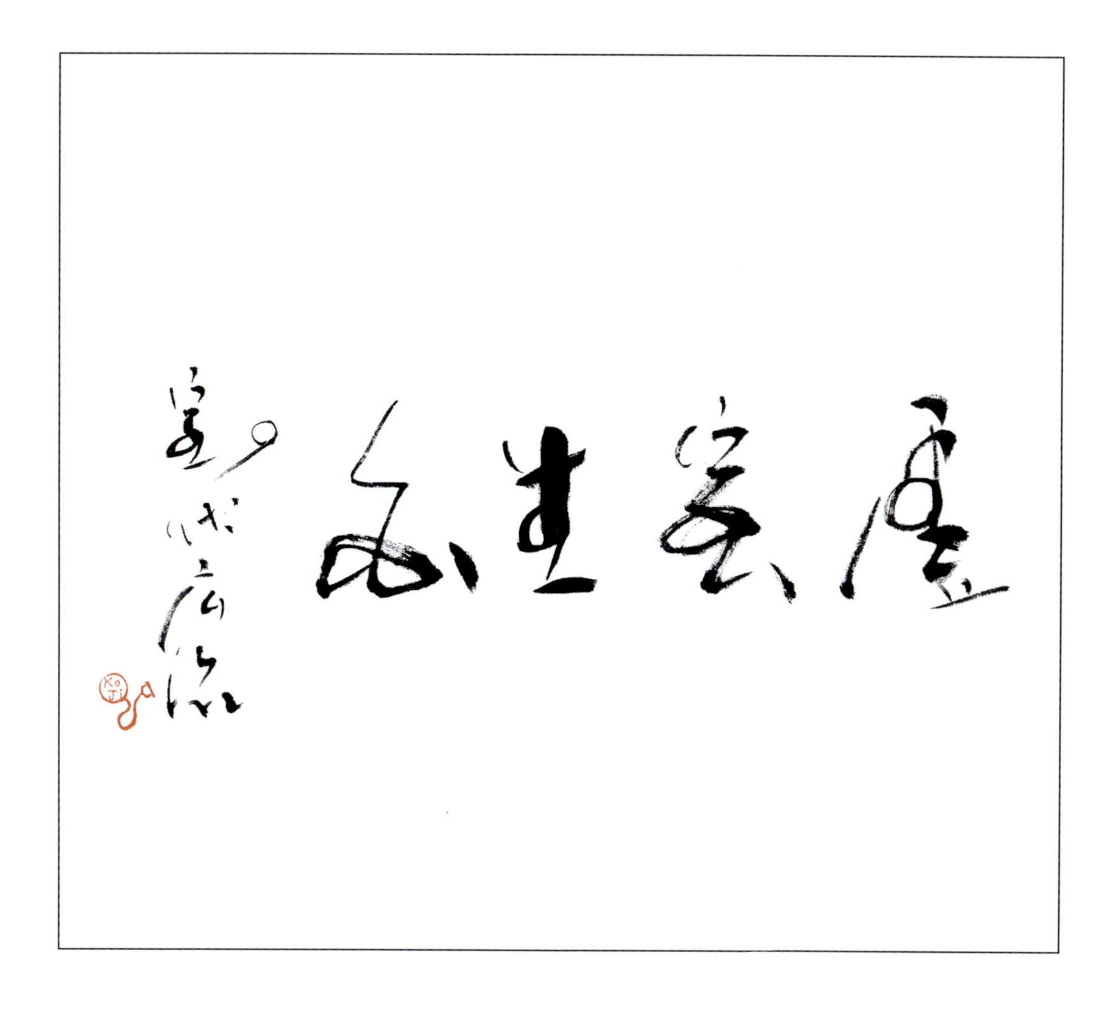

虚室生白

「虚室生白」は，全てを失い，何もない空っぽの部屋でふと窓を見た時に，差し込む陽の光に気づく瞬間を表している．評価とは，既存の状態を一度空っぽにして，新たな視点を得るためのプロセスといえるだろう．何もない状態（虚）だからこそ，評価を通じて新たな発見や気づき（awareness［白］）が生まれ，そこから未知の可能性が引き出される．

運動器機能評価－Koji Awarenessスクリーニングテストの特徴

Koji Awareness（KA）スクリーニングテストは特別な道具を使用せず，自身の身体を自ら測定し，その機能を総合的かつ定量的に点数化する方法で，50点満点で点数が高いほど機能が良い．

各部位の11個の評価項目から構成され，各項目を評価し，機能が十分でない項目を自身の感覚によって知ることで，即座に自身の機能低下を評価できる．他人に自らの身体を任せきりにするのではなく，自身の身体を使って測定/確認/評価することで機能低下に気づき，その認識（awareness）を高めることが特徴である．

本章の11項目の運動器機能評価を行い，減点のあった項目は，対応する3章の12の改善運動に導かれる構成となっている．2章と3章を行き来しながら活用していただきたい．さらに計測したスコアは，p.16のスコアリングシートをダウンロードしていただき，記載できるようになっている．

評価一覧

評価1　頸部の可動性 neck mobility
- 屈曲 flexion
- 伸展 extension
- 側屈 lateral flexion
- 回旋 rotation

評価2　肩関節の可動性 shoulder mobility

評価3　肩甲骨の可動性 scapular mobility

評価4　胸椎の可動性 thoracic spine mobility　レベル1-3

評価5　上半身の筋力 upper body stability and strength　レベル1-4

評価6　股関節の可動性 hip mobility
- 股関節の可動性（屈曲内旋/外旋） flexion, internal and external rotation
- 股関節の可動性（伸展内旋/外旋） extension, internal and external rotation

評価7　股関節と脊椎の可動性 hip and spine mobility
- 股関節と脊椎の可動性（前屈） bend forward　レベル1-3
- 股関節と脊椎の可動性（後屈） bend backward　レベル1-3

評価8　上半身と下半身の可動性とバランス upper and lower body, mobility and stability

評価9　体幹部の筋力 abdominal muscles strength　レベル1-4

評価10　下半身の筋力 lower extremity strength　レベル1-4

評価11　足関節の可動性 ankle mobility

Koji Awareness

運動器機能評価法

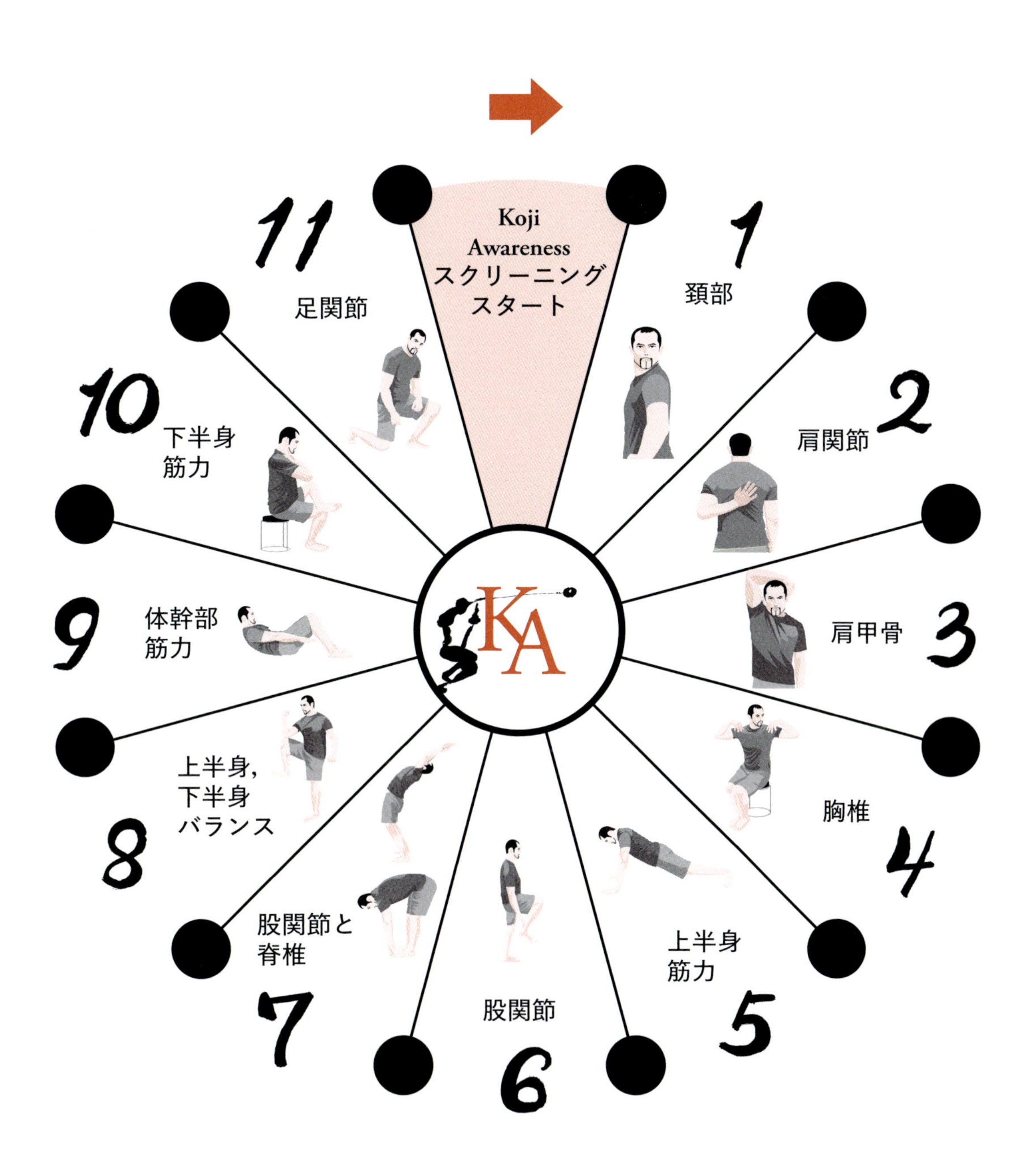

スクリーニング・スコア表（スコアリングシート）

Koji Awareness 評価項目　（得点）	左右	運動	点数	改善運動前	改善運動後
評価1「頚部の可動性」（満点　6点）	ー	屈曲	1		
	ー	伸展	1		
	左	側屈	1		
	右		1		
	左	回旋	1		
	右		1		
評価2「肩関節の可動性」（満点　2点）	左	内旋	1		
	右		1		
評価3「肩甲骨の可動性」（満点　2点）	左	挙上	1		
	右		1		
評価4「胸椎の可動性」（満点　6点）	左	回旋	3		
	右		3		
評価5「上半身の筋力」（満点　4点）	ー	ー	4		
評価6「股関節の可動性」（満点　8点）	左	屈曲内旋	1		
		屈曲外旋	1		
	右	屈曲内旋	1		
		屈曲外旋	1		
	左	伸展内旋	1		
		伸展外旋	1		
	右	伸展内旋	1		
		伸展外旋	1		
評価7「股関節と脊椎の可動性」（満点　6点）	ー	前屈	3		
	ー	後屈	3		
評価8　「上半身と下半身の可動性とバランス*」（満点　2点）	左	ー	1		
	右	ー	1		
評価9「体幹部の筋力」（満点　4点）	ー	屈曲	4		
評価10「下半身の筋力」（満点　8点）	左	ー	4		
	右	ー	4		
評価11「足関節の可動性」（満点　2点）	左	背屈	1		
	右		1		
合計（満点50点）	ー	ー	50点満点		

*　**クリアランステスト**：握り拳一個壁から離れて背中と頭を離さずに膝頭と同側の肘をつける

スコアリングシートは以下URLよりダウンロードできます．

室伏広治オフィシャルサイトより
URL:https://kojimurofushi.net/wp/wp-content/uploads/2022/07/KA-score-JP-.xlsx

頚部の可動性

neck mobility

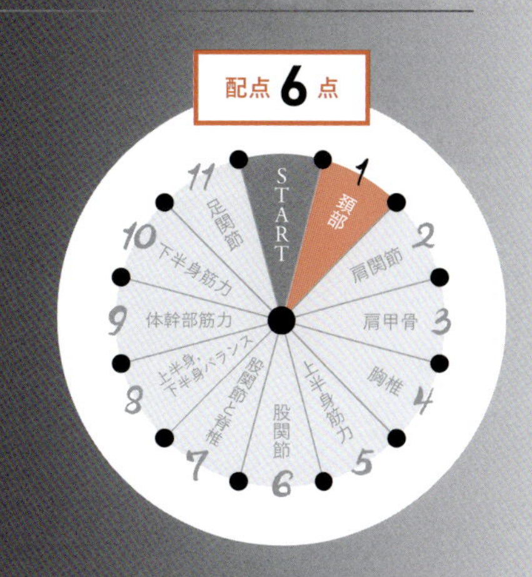

評価項目 屈曲 伸展 側屈 回旋

改善運動 ①弓矢のポーズ archers rotation p.69

②パイソンスクイーズ python squeeze p.70

評価意義

頚部は，重い頭部を支えながら頭部を適切な方向に向ける機能を担う．そのため，安定性と可動性の両者の機能が求められ，他の関節と比べ各椎体間が分節的に動くことによって頭部を適切にコントロールする．また，頚部機能は眼球運動とも関連するため，姿勢制御系機能を司る三半規管機能とも関連する．そのため，頚部機能を高めることでバランス能力の向上も期待できる[1]．

デスクワークやスマートフォン操作の時間が増加しがちな現代人のライフスタイルにおいては，頭位前方変位といった姿勢異常が様々な症状を引き起こす．また，心理的なストレスも関連して[2]，頚部筋群の緊張が習慣化すると頭痛や頚部痛を誘発する．そのため誤った身体の使い方による筋肉の過活動を是正する必要がある．以下に頚部屈曲，伸展，側屈，回旋のスクリーニング方法を示す．

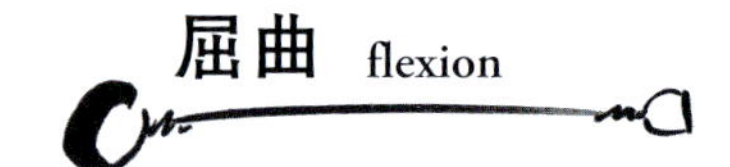

屈曲 flexion

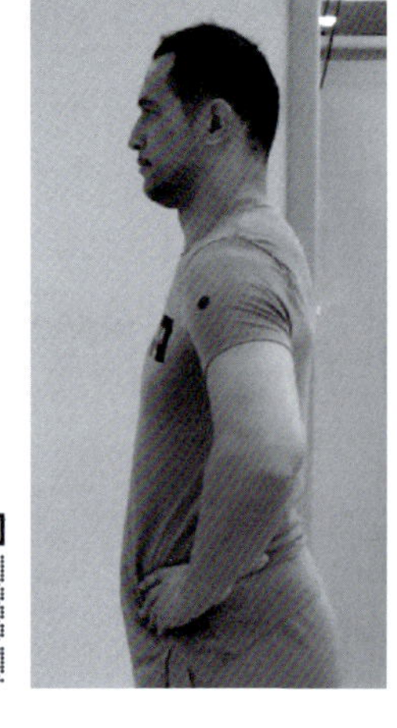

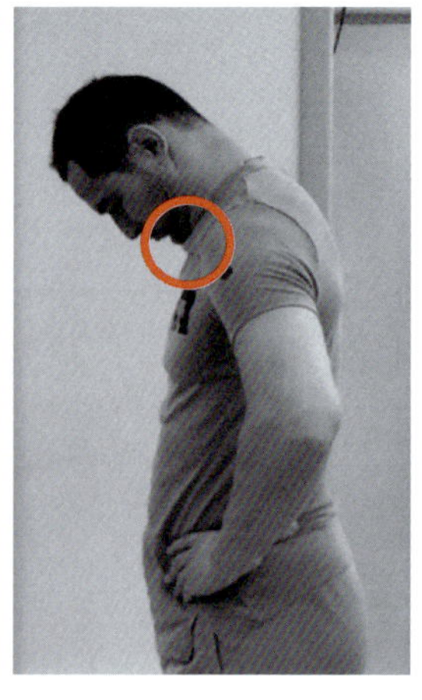

図　頚部屈曲の計測

顎が左右鎖骨の間に触れられるか確認する.

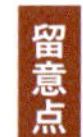

留意点　➲ 口を閉じたまま行う.

機能低下と制限因子

座位でのデスクワークやスマートフォン操作の時間が増加すると，頭部を前方に突き出すような頭位前方変位姿勢となりやすい．このような姿勢では上位頚椎は伸展位となり，頚部深層屈筋群が持続的に伸長されることで，上位頚椎屈曲可動域の低下と筋機能低下を惹起する[3)]．上位頚椎屈曲作用を有する頚部深層屈筋群に機能低下が生じると，頚部屈曲運動の回転中心が下位頚椎や上位胸椎となり，代償的な屈曲動作を引き起こす．また，胸鎖乳突筋の過活動を誘発する可能性もある．これらは現代人の典型的な問題であり，誘発される頭痛や頚部痛などの予防，改善のためには，頚部深層屈筋群を適切に活動させ，上位頚椎の屈曲可動性を高めることが重要である[4)]．アスリートにおいても，生活様式から同様の問題を抱えるケースは多い．頚部を屈曲し，顎が左右鎖骨の間に触れられなければ，頚部屈曲の機能が十分でないといえる．

計測クライテリア

直立姿勢で，口を閉じたまま，ゆっくりと頭部を前方に倒し頚部を屈曲させ，顎が左右鎖骨の間に触れることができれば点数が加算される．

計測方法（図）

準備 手を両腰に当て，背筋を伸ばしリラックスした状態で直立する．

指示 「口を閉じたまま，ゆっくりと頭を前に倒し，顎を鎖骨の間につけるようにしてください．」

評価

	はい	いいえ
顎が左右鎖骨の間に触れられる．	1点	0点

伸展 extension

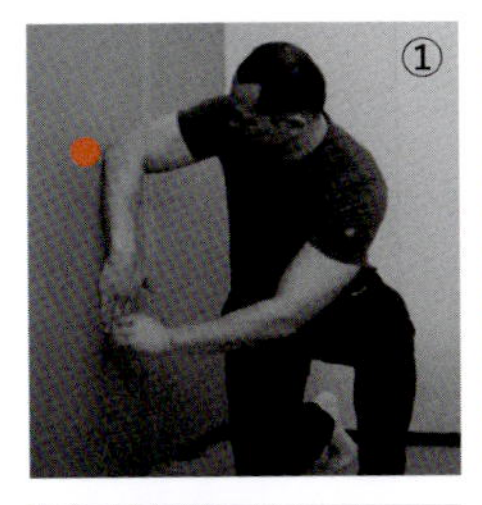
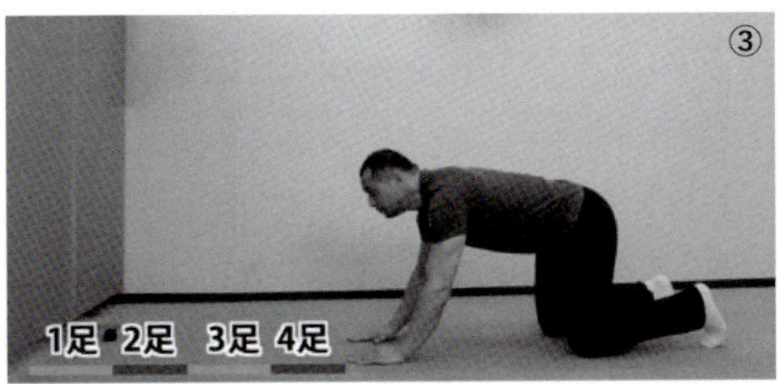

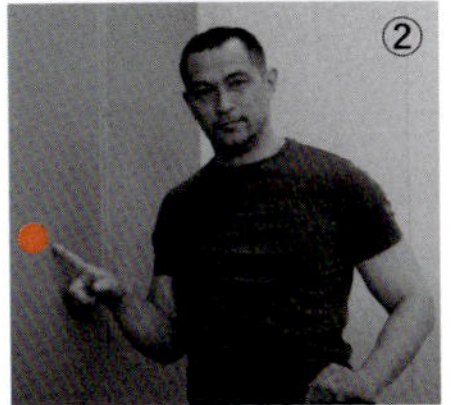
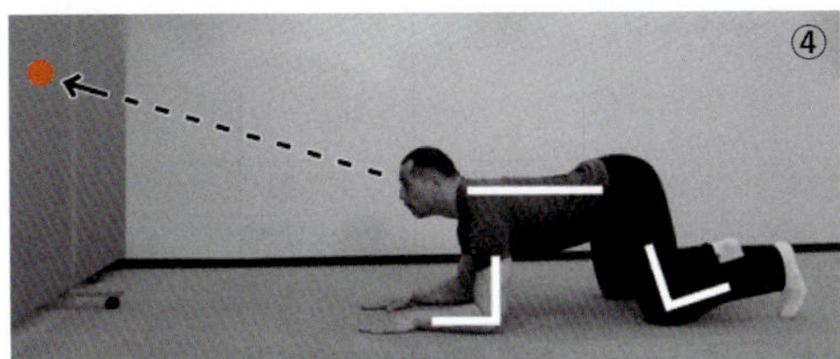

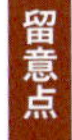

図　**頚部伸展の計測**

姿勢を保ったまま頭を上げ，壁につけた印がボヤけずハッキリと視認することができるか確認する．

留意点
- 歩足で距離を測るときは，靴を脱いで正確に行う．
- 四つ這いのときは，手は握らず広げて地面につける．
- 地面につけた肘と膝は90度屈曲位で行う．

機能低下と制限因子

頚部屈曲と同様に頚部伸展においても，頚部深層屈筋群の機能低下が可動域に影響する．頚部深層屈筋群機能低下の代償として胸鎖乳突筋や広頚筋の過活動が生じることで，頚部伸展可動性が低下する．特に下位頚椎・上位胸椎における伸展可動性低下は，上位頚椎による代償的な伸展運動を惹起するため，スマートフォンの長時間使用に起因する頭位前方変位が助長される可能性がある．バレーボールやバスケットボールなどのように，競技のなかで上方を見上げる動作が多い種目のアスリートでは，代償的な頚部伸展運動の繰り返しにより頭痛や頚部痛などの症状を引き起こす可能性が高まるため，特に注意が必要である．

計測クライテリア

前もって壁に記した印の高さ（地面から肘～中指先端までの距離2つ分の高さ）を，四つ這い姿勢で，明確に視認することができれば点数が加算される．

計測方法（図）

準備1　地面から，自らの肘～中指先端までの距離2つ分の高さ（2 cubit）に印をつける．

準備2　印をつけた壁を背にし，足4足分（素足）の位置を測定し，その位置に手の指先をつき，スフィンクスのポーズ（四つ這い）をとる．このとき，両肘は地面につけ，膝は90度，背中は水平を保つ．

指示　「姿勢を保ったまま頭を上げ，壁につけた印をみてください．」

評価

	はい	いいえ
壁の印が，ボヤけずハッキリと視認できる．	1点	0点

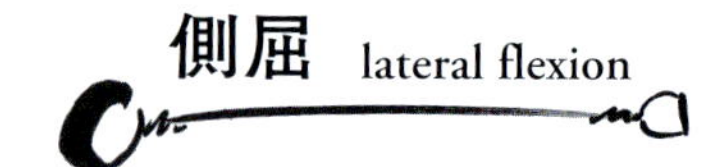

側屈 lateral flexion

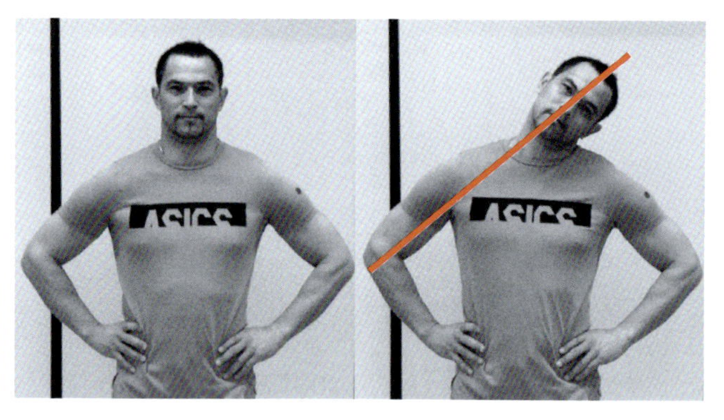

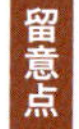

図　頸部側屈の計測

顔の中心線が上腕長軸と平行になるまで側屈できるか確認する.

留意点
- 両腰に当てた肘を後方に引かない.
- 両肩のラインを床と平行に保つ.
- 体幹は正中位を保ち，側屈しない.

機能低下と制限因子

頸部側屈も日常生活やスポーツ活動において重要な運動である．頸部側屈作用を有する僧帽筋上部線維や肩甲挙筋といった筋は，後頭骨や頸椎に起始し，鎖骨や肩甲骨に停止している．そのため，これらの筋の伸張性が低下すると，頸部の側屈運動に肩甲骨や鎖骨の挙上運動が伴うことになる．また，僧帽筋上部線維や肩甲挙筋は，頸部の回旋運動にも重要な役割を果たす．これらの筋が協調的に活動しない場合，不適切な頸部回旋運動を引き起こす可能性がある．

計測クライテリア

下記の測定方法で，いずれかの方向に頸部を側屈し，顔の中心線が上腕長軸と平行になるまで傾けることができれば点数が加算される．左右それぞれ行う．

計測方法（図）

準 備　鏡かカメラを起動させたスマートフォンの前で，手を両腰に当て，両肩のラインを床と平行に保ち，背筋を伸ばしてリラックスした状態で直立する．

指 示　「姿勢を崩さず，両肩のラインを床と平行に保ちながら，頭だけをゆっくりと横に倒してください．左右とも計測します．」

評 価

		はい	いいえ
顔の中心線が上腕長軸と平行になるまで側屈できる.	左	1点	0点
	右	1点	0点

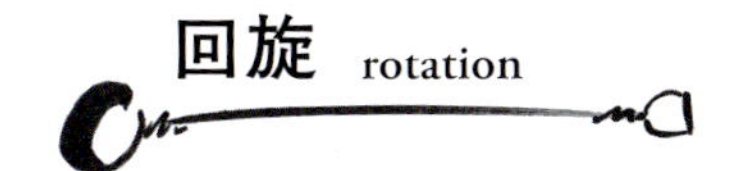

回旋 rotation

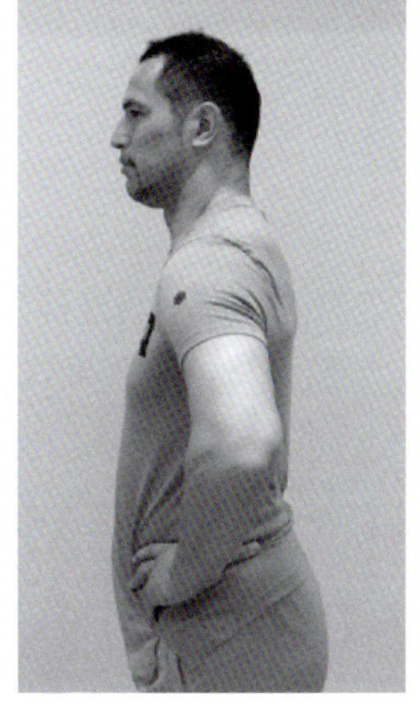

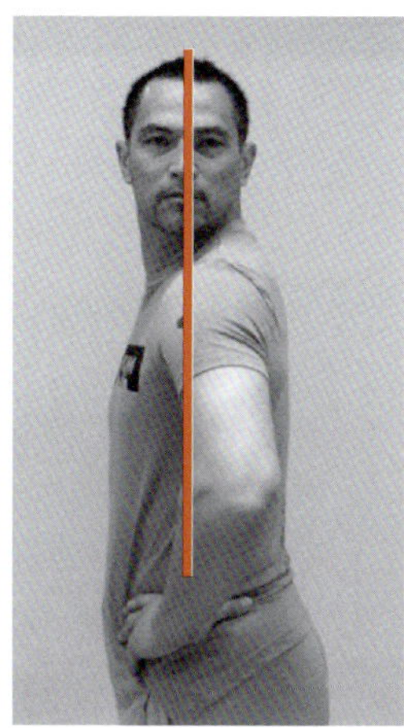

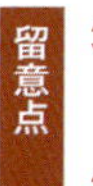

図 頸部回旋の計測

顔の中心線が，肩のラインにくるまで回旋できるか確認する．

留意点
- ➲頸部の回旋と一緒に体幹を回旋させない．
- ➲頸部の回旋と一緒に頸部を屈曲／伸展／側屈させない．

機能低下と制限因子

頸部の回旋は，日常生活において車の運転時に後方確認等で必要となる運動である．また，スポーツ動作のなかでは，ピッチングやバッティングをはじめ，あらゆる競技で重要な運動機能といえる．頸部の他の運動方向と同様に，不良姿勢やそれに伴う頸部周囲筋機能の不均衡により，頸部回旋機能も低下する．頸部回旋可動性が低下すると，振り返り動作において側屈運動による代償が生じることがある．分節的な頸部回旋運動ができない場合には，回旋可動範囲のうち，限局的な頸部の回旋運動が生じうる．その場合，頸部の皺が部分的に深くなっていることが観察されることが多い．よって頸部回旋運動時に頸部の皺が部分的に深くなっている場合には，頸部回旋機能が低下している可能性が高い．頸部回旋機能が低下した状態での運動が習慣化すると，頸部痛や頸椎椎間板ヘルニアを誘発する可能性がある．

計測クライテリア

下記の測定方法で，いずれかの方向に頸部を回旋し，顔の中心線が肩のラインにくるまで回旋することができれば，点数が加算される．左右それぞれ行う．

計測方法（図）

準備 鏡かカメラを起動させたスマートフォンを身体の横に置き，手を両腰に当て，両肩のラインを床と平行に保ち，背筋を伸ばしリラックスした状態で直立する．

指示 「姿勢を崩さず，体を捻らないように注意しながら，頭だけをゆっくりと鏡，もしくはスマートフォン方向に向けてください．左右とも計測します．」

評価

顔の中心線が，肩のラインにくるまで回旋できる．		はい	いいえ
	左	1 点	0 点
	右	1 点	0 点

頚部の可動性　改善運動(第3章へ)

①弓矢のポーズ archers rotation p.69

②パイソンスクイーズ python squeeze p.70

肩関節の可動性

shoulder mobility

配点 1点×2

評価項目 肩関節内旋の可動性

改善運動 ③ウォールリバースプッシュ wall reverse push p.71

START 1 頚部 2 肩関節 3 肩甲骨 4 胸椎 5 上半身筋力 6 股関節 7 股関節と脊椎 8 上半身，下半身バランス 9 体幹部筋力 10 下半身筋力 11 足関節

評価意義

肩関節は肩甲上腕関節と胸鎖関節，肩鎖関節で構成される複合関節である．これらの関節のなかでも，球関節である肩甲上腕関節は肩の高い可動性に最も寄与する[5]．肩関節の機能は，手を伸ばす，物をもち上げる，運ぶ，押すといった多くの動作に貢献する．

また，肩関節は肩甲胸郭関節を介して体幹と上肢をつなぐ関節であり，下肢や体幹で産生された力を上肢へ，また，上肢で産生された力を体幹，下肢へ伝達する重要な中継点である[5]．ゴルフやテニスのスイング，バッティングなどのスポーツ動作において，肩関節が中継点としての機能を適切に発揮することで，下肢，体幹で産生された運動エネルギーが上肢を介してスポーツ用具に十分に伝達され，高いパフォーマンスを発揮することができる．

一方，肩関節の内旋可動性低下は，結帯動作制限や投球障害発生リスク上昇など日常生活やスポーツにおいて様々な問題を惹起する．そのため，十分な可動性を維持する必要がある．以下に肩関節内旋可動性のスクリーニング方法を示す．

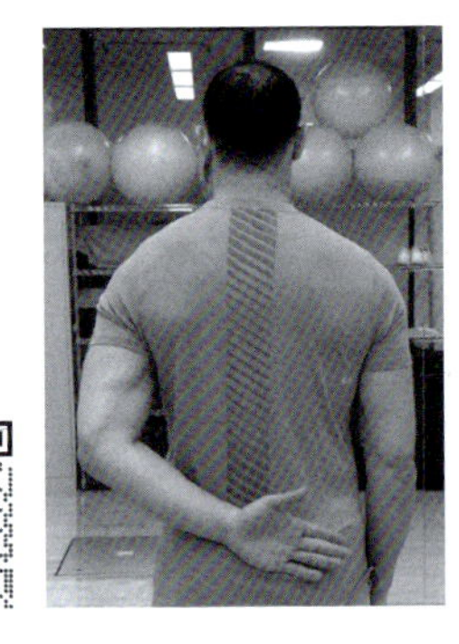
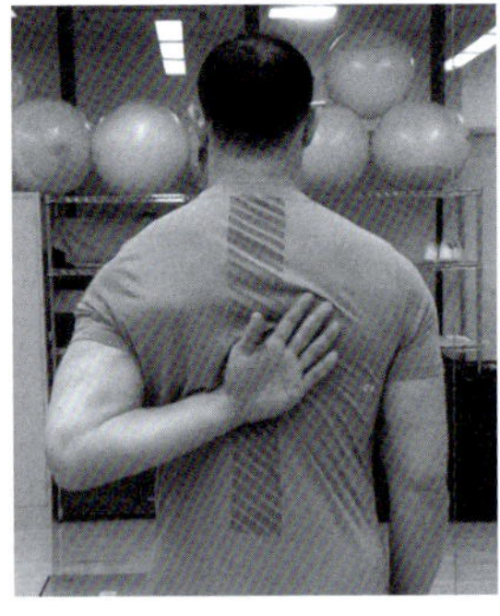

図 肩関節の可動性の計測

指先を，測定側と反対側の肩甲骨下角に触れることができるか確認する．

留意点
- 体幹は中間位を保つ．
- 勢いや反動を使って行わない．
- ゆっくりと背中を沿うように，手を上方へスライドさせる．

機能低下と制限因子

不良姿勢や長時間の同一姿勢保持は，特定の肩関節周囲筋の短縮や伸張性低下を引き起こす．例えば，肩甲骨前傾姿勢は，上腕骨頭前方変位を惹起し，大・小胸筋や肩関節後方構成体(関節包や棘下筋，小円筋)が短縮し，肩関節内旋可動域の制限因子となる[6]．

可動性が低下した状態で肩関節の運動を行うと，動作中の瞬間回転中心が適切な位置に定まらず，棘上筋腱や肩峰下滑液包などが肩峰と大結節などの間に挟み込まれる肩峰下インピンジメント症候群を惹起する．その結果，疼痛が誘発され，さらなる可動性低下が生じることで，衣服の着脱や結帯・結髪動作などが困難となる．

また，野球やバレーボールなどのオーバーヘッドスポーツにおいても，肩関節可動性が低下した状態での投球動作やスパイク動作などの反復は，肩関節の痛みの発生原因となる[7]．

計測クライテリア

検査側の手背部を腰に当てた状態から，ゆっくりと背中に沿うように上方へスライドさせて検査側の指先が対側の肩甲骨下角に触れることができれば点数を加算する．左右それぞれ行う．

計測方法(図)

準備 背筋を伸ばして垂直に立ち，手背部を腰のあたりに当てる．

指示 「手の甲を背中に沿わせながら，ゆっくりと頭のほうに向かってもち上げていってください．左右とも計測します．」

評価

		はい	いいえ
指先が，測定側と反対側の肩甲骨下角に触れることができる．	左	1点	0点
	右	1点	0点

肩関節の可動性　改善運動(第3章へ)

③ウォールリバースプッシュ wall reverse push p.71

肩甲骨の可動性

scapular mobility

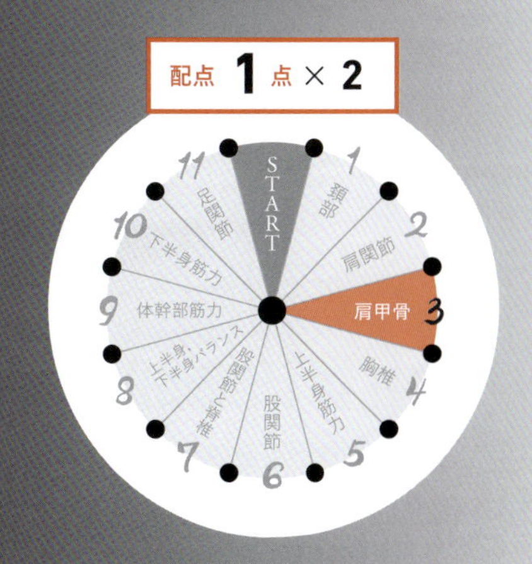

評価項目　肩甲骨挙上，肩関節内外転と内外旋の可動性

改善運動　④ウォールエンジェルスライダー

wall angel slider p.72

評価意義

肩甲骨と胸郭で構成される肩甲胸郭関節は機能的関節であり，肩関節の可動性・安定性などの機能を補い，かつ効率化させる役割をもつ[8〜10]．

上肢の挙上動作時，肩甲骨は上腕骨の動きを追随するように運動する．肩甲骨が上腕骨の動きに対して協調的に運動することによって，体幹と上肢の間の力の伝達を効率的に行うことができる[8]．肩甲胸郭関節の動きには，僧帽筋上・中・下部線維や前鋸筋および菱形筋群など様々な筋が関与する．肩甲骨は肩甲上腕関節の土台としての役割を担っており，肩甲胸郭関節の安定性が欠如することで，肩甲上腕関節の主動作筋は十分な筋機能を発揮できなくなる[11]．また，肩甲骨周囲筋の筋機能の低下は，肩甲骨の運動異常と定義されるscapular dyskinesisを引き起こす[12, 13]．さらに，動作中の肩甲骨周囲筋の機能低下や筋同士の協調性低下は肩関節や頚部へのストレスを増加させ，回旋筋腱板損傷や頚部痛などの発症リスクを高める．

そのため，肩甲骨の可動性，肩関節との運動協調性は，適切な上肢機能のために重要となる．以下に肩甲骨挙上，肩関節内外転と内外旋の可動性のスクリーニング方法を示す．

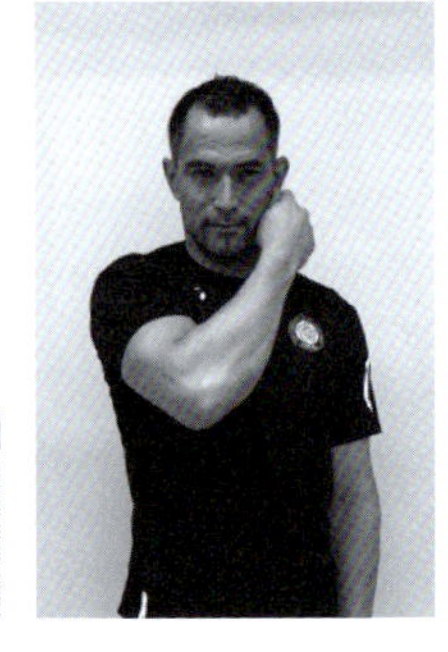
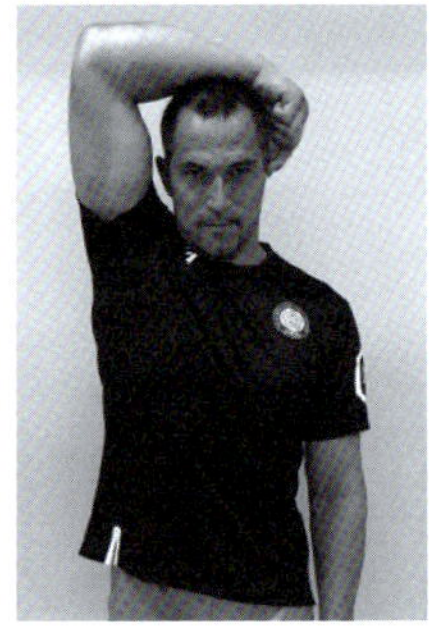
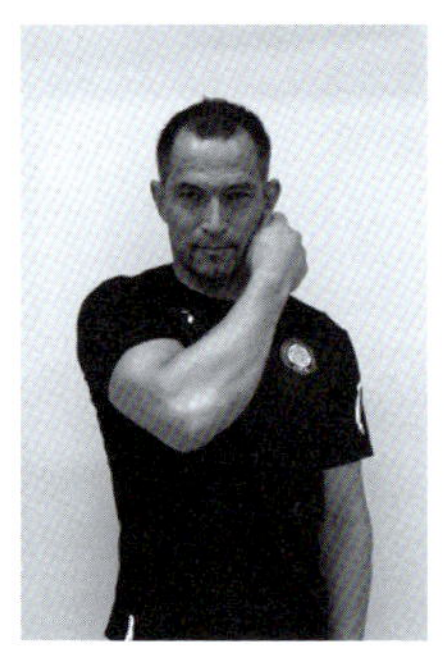

図　肩甲骨の可動性の計測

頭を動かさず，肘を顔の前から頭の後ろに回し，また，顔の前まで戻すことができるか確認する．

留意点
- 測定中，耳垂を離さないように保持する．
- 頭部を傾けない．

機能低下と制限因子

長時間のデスクワークや不良姿勢での同一作業の反復は，肩甲骨に付着する大・小胸筋，僧帽筋上部線維や菱形筋群，肩甲挙筋の筋緊張亢進や短縮を引き起こし，肩甲骨可動性に影響を与える．また，僧帽筋上部線維や肩甲挙筋のように肩甲骨と頚部に付着する筋の筋緊張亢進や短縮は，頭痛や頚部痛などの症状の原因にもなる[14]．肩甲骨周囲筋の機能低下やそれによって引き起こされる症状は，仕事でのパフォーマンスの低下・労働生産性低下・欠勤を惹起する可能性がある[15〜17]．スポーツ動作において，肩甲骨の可動性の低下はオーバーヘッドスポーツでの肩関節や腰部への負担を増加させ，スポーツ障害の原因となる[10, 12]．

計測クライテリア

反対側の耳垂をつかみ，肘を顔の前から頭の後ろ，そして頭の後ろから顔の前まで動かせるかをチェックする．肘を動かしている際に，頭部を動かさずに肘を動かせるかをチェックする．頭部を動かさずに肩の運動ができれば，点数を加算する．左右それぞれ行う．

計測方法（図）

準備　背筋を伸ばして垂直に立つ．母指が前方にくるよう，母指と示指で反対側の耳垂をつかむ．

指示「親指を前にして，親指と人差し指で耳たぶを掴んでください．頭を動かさず，肘を顔の前から頭の後ろに回し，また顔の前まで腕の下を頭がくぐるように戻してください．左右とも計測します．」

評価

		はい	いいえ
頭を動かさず，肘を顔の前から頭の後ろに回し，また，顔の前まで戻すことができる．	左	1点	0点
	右	1点	0点

肩甲骨の可動性　改善運動（第3章へ）

④ウォールエンジェルスライダー　wall angel slider　p.72

第2章 評価4

胸椎の可動性

thoracic spine mobility

配点 3点 × 2

評価項目 胸椎の可動性

改善運動 ⑤フラメンコ胸郭回旋

flamenco thoracic spine rotation p.73

評価意義

胸椎は肋骨，胸骨とともに胸郭を構成する．胸郭は内在する重要な内臓器を外力から保護する堅固な構造をもっている．肺や横隔膜と連動して動く柔軟性も有し，呼吸器系の機能にも重要な役割を果たす生命維持に不可欠な部位であるといえる．胸椎の運動は，肩関節や肩甲骨，腰部の運動とも連動しており，姿勢制御系を中心に，日常の動きやスポーツパフォーマンスに大きく影響を与える[18]．また，胸郭は身体の外観や形状にも影響し，健康な胸郭の形状は，美しい姿勢やバランスのとれた身体を形成するのに貢献する．

以下に胸椎の可動性のスクリーニング方法を示す．胸椎のスクリーニング方法はレベル1から3まであり，レベル1の計測から開始し，できるレベルまで行う．できるレベルの点数を左右個別に算出していく（例：左はレベル2まで可能で2点，右はレベル3まで可能で3点，合計5点）．

機能低下と制限因子

いわゆる猫背姿勢では胸椎は後弯姿勢となり，十分な回旋や伸展可動域が得られない．このような姿勢では内外腹斜筋は短縮位となるため，習慣的な猫背姿勢は腹斜筋群を短縮させ，伸展や回旋運動を制限する要因となりうる．また，胸椎の運動には肋骨の運動も重要であり，肋椎関節の可動性や肋間筋の伸長性低下も胸椎の可動性低下の原因となる．胸椎や胸郭は横隔膜と密接な関係にあるため，腹斜筋群や肋間筋の伸張性低下は，呼吸機能や体幹機能の低下にもつながる．

スポーツにおいて，胸椎の可動性低下は，肩痛や腰痛発生リスクの一つとなる[19, 20]．野球の投球やバレーボールのスパイクなどで，胸椎の可動性は重要であるため[21]，可動性の低下は隣接する肩関節や腰部の代償的な運動を惹起し，それらの部位の障害を引き起こす可能性が高まる．

レベル 1

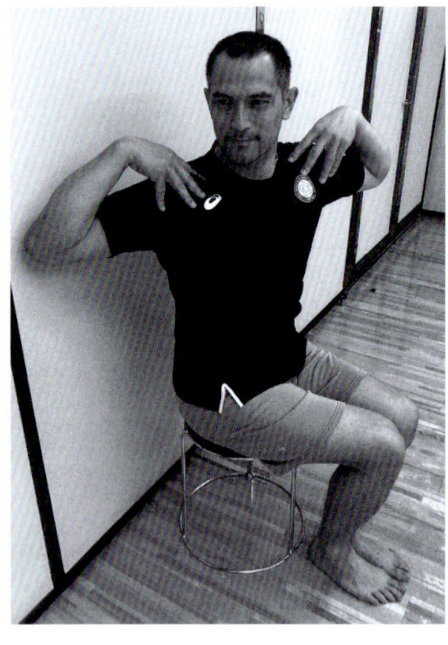

図　胸椎の可動性
レベル1の計測

胸椎を回旋させ，肘で壁を触れることができるか確認する．

留意点
- 計測中，壁に背中を近づけないように回旋させる．
- 両膝をつけたまま行う．
- 足底を床につけたまま行う．

計測クライテリア

両手を肩に当て，肘と肩が同じ高さとなるまで上肢を挙上した状態から胸椎を回旋させ，肘で壁に触れることができれば点数が加算される．左右それぞれ行う．

計測方法（図）

準備1 背もたれがない椅子を壁の前に置き，壁と背中の間に握り拳2個分のスペースをあけた位置に，両膝をつけた状態で座る（拳は縦に2個分．向きを間違えないよう注意．椅子がない場合は，正座で足首を立てた状態でもよい）．

準備2 両手を肩に当て，肘と肩が同じ高さとなるまで上肢を挙上する．

指 示 「両膝をつけたまま，足の裏を地面から離さないようにしてください．その姿勢のまま，両肘が下がらないように注意しながら体を後ろに捻り，肘を壁につけるようにしてください．左右とも計測します．」

評価

		はい	いいえ
胸椎を回旋させ，肘で壁を触れることができる．できたら，レベル2の計測を行う．	左	1点	0点
	右	1点	0点

レベル 2

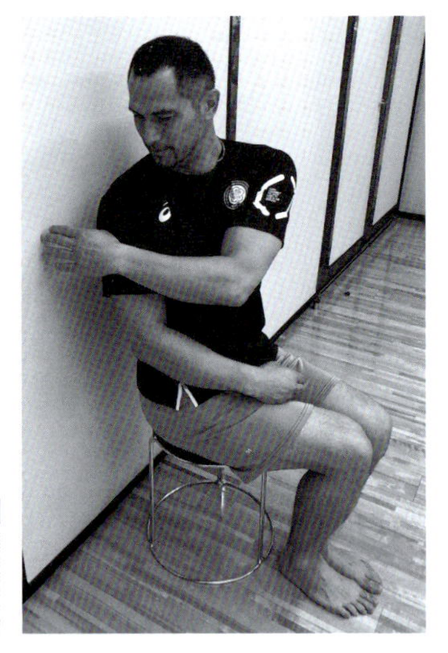

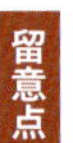

図 胸椎の可動性
レベル2の計測

反対側の壁に向かって胸椎を回旋させ，壁（肩の高さ）を触れることができるか確認する．

留意点

- 計測中，壁に背中を近づけないように回旋させる．
- 両膝をつけたまま行う．
- 手で壁に触れるときは，肩の高さの位置を触れる．
- 足底を床につけたまま行う．

計測クライテリア

胸椎を回旋させ，指先で反対側の壁（肩の高さ）に触れることができれば点数が加算される．左右それぞれ行う．

計測方法（図）

準備 背もたれがない椅子を壁の前に置き，壁と背中の間に握り拳2個分のスペースをあけた位置に，両膝をつけた状態で座る（拳は縦に2個分．向きを間違えないよう注意．椅子がない場合は，正座で足首を立てた状態でもよい）．

指示 「両膝をつけたまま，足の裏を地面から離さないようにしてください．その姿勢のまま，体を後ろに捻り，指先で反対側の壁（肩の高さ）を触れるようにしてください．左右とも計測します．」

評価

		はい	いいえ
反対側の壁に向かって胸椎を回旋させ，壁（肩の高さ）を触れることができる．できたら，レベル3の計測を行う．	左	2点	1点（レベル1の点数となる）
	右	2点	1点（レベル1の点数となる）

レベル 3

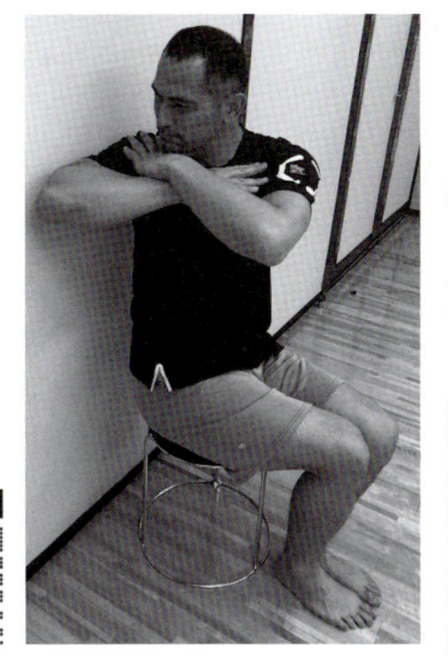

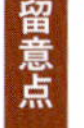

図　**胸椎の可動性**
レベル3の計測

上肢の位置を保ちながら回旋し，上腕部で壁に触ることができるか確認する．

留意点

- 計測中，壁に背中を近づけないように回旋させる．
- 両膝をつけたまま行う．
- 足底を床につけたまま行う．

計測クライテリア

両上肢を身体の前で交差させ，両手を左右鎖骨の上に置く．上肢を床と水平の位置に保ったまま胸椎を回旋させ，上腕部で壁に触れることができれば点数が加算される．左右それぞれ行う．

計測方法(図)

準備1 背もたれがない椅子を壁の前に置き，壁と背中の間に握り拳2個分のスペースをあけた位置に，両膝をつけた状態で座る（拳は縦に2個分．向きを間違えないよう注意．椅子がない場合は，正座で足首を立てた状態でもよい）．

準備2 両上肢を身体の前で交差させ，両手を左右鎖骨の上に置き，上肢を床と水平の位置に保つ．

指 示「両膝をつけたまま，足の裏を地面から離さないようにしてください．その姿勢のまま，体を後ろに捻り，二の腕で壁に触れるようにしてください．左右とも計測します．」

評 価

		はい	いいえ
上肢の位置を保ちながら回旋し，上腕部で壁に触れることができる．	左	3点	2点（レベル2の点数となる）
	右	3点	2点（レベル2の点数となる）

胸椎の可動性　改善運動（第3章へ）

⑤フラメンコ胸郭回旋 flamenco thoracic spine rotation p.73

第2章　評価5

上半身の筋力

upper body stability and strength

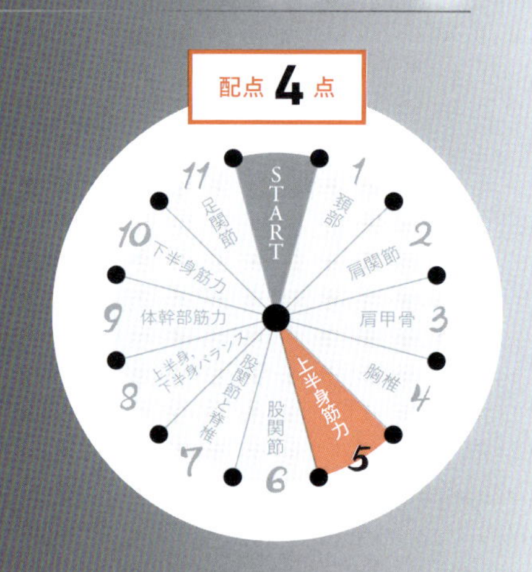

評価項目　上半身の筋力

改善運動　⑥ウエイトシフト ウォールプッシュ
weight shift wall push p.74

評価意義

上半身の安定性は，肩甲骨と体幹の協調的な運動により成り立っており，腹筋群や脊柱起立筋群，肩甲骨周囲筋，肩関節周囲筋などの活動がそれらの部位の運動を担っている．各筋群が十分な筋力を発揮し，かつ協調的に活動することで正しい姿勢を維持することができる[22)]．各筋群の筋力や協調性は安定した動作の基盤となり，パフォーマンス向上や怪我の予防など，スポーツ動作においても非常に重要な機能を果たしている．一方，高齢者であっても，日常生活を送るにあたり，最低限，自らの身体を支えられるだけの能力は必要となる．以下に上半身の筋力のスクリーニング方法を示す．上半身の筋力のスクリーニング方法はレベル1から4まであり，レベル1の計測から開始し，できるレベルまで行って点数を算出する．

機能低下と制限因子

上半身の安定性は，主に肩甲骨と体幹の安定性が関わっている．安定した肩甲骨の運動には，前鋸筋や僧帽筋が重要な役割を果たしている．前鋸筋は，腹斜筋群と筋連結しており，これらの筋が協調的に活動することで，肩甲骨と体幹の安定した動作が可能となる．一方，これらの筋機能が低下すると，肩関節の運動異常や頭頸部の姿勢異常を惹起し，頸部痛や肩痛の原因となる[23, 24]．

レベル 1

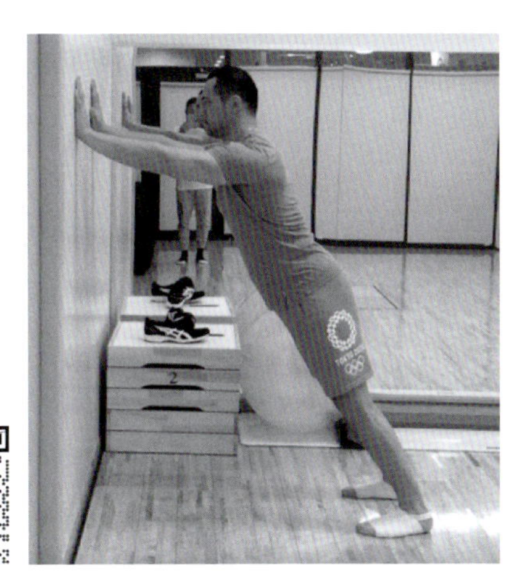
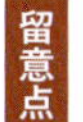

図　上半身の筋力 レベル1の計測

両手で壁を支持し，真っ直ぐな姿勢で10秒間姿勢を保持することができるか確認する．

留意点
- 体幹，股関節を中間位に保ち，屈曲させない．
- 頭位前方変位や頸部屈曲をさせない．

計測クライテリア

壁から4足分離れた位置から壁に向かって身体を傾け，両手を壁につけて支持する．10秒間姿勢を保持できれば，点数が加算される．

計測方法（図）

準備1 壁から4足分離れた位置に，壁を向いた状態で直立する（足先を平行に揃える）．

準備2 そのまま身体を壁に向かって傾け，肩幅ほどに開いた両手で壁を支持し，身体が「くの字」にならないよう真っ直ぐな姿勢を保つ．

指 示 「体が『くの字』にならないよう，真っ直ぐな姿勢を10秒間保ってください．」

評 価

	はい	いいえ
10秒間姿勢を保持することができる．	1点	0点

レベル 2

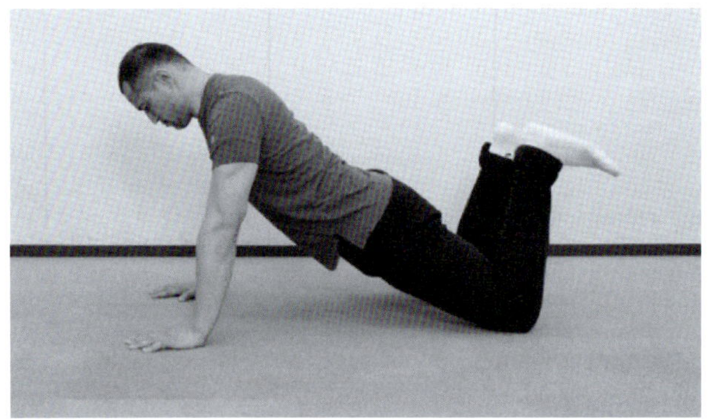

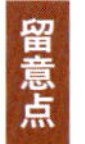

図 上半身の筋力 レベル2の計測

両膝を地面についた腕立て伏せの姿勢で，10秒間保持することができるか確認する．

留意点
- 体幹，股関節を中間位に保ち，屈曲させない．
- 頭位前方変位や頸部屈曲をさせない．

計測クライテリア

両膝を地面についた腕立て伏せの姿勢を10秒間保持できれば，点数が加算される．

計測方法（図）

準備 両膝を地面についた腕立て伏せの姿勢をとる．両手は肩幅にして，肘を伸展位のまま，頸部，体幹，膝までを一直線に保つ．

指示「肘を伸ばしたまま，首，背中，膝が一直線になる姿勢を10秒間保ってください．」

評価

	はい	いいえ
10秒間真っ直ぐな姿勢を保持することができる．	2点	1点（レベル1の点数となる）

レベル 3

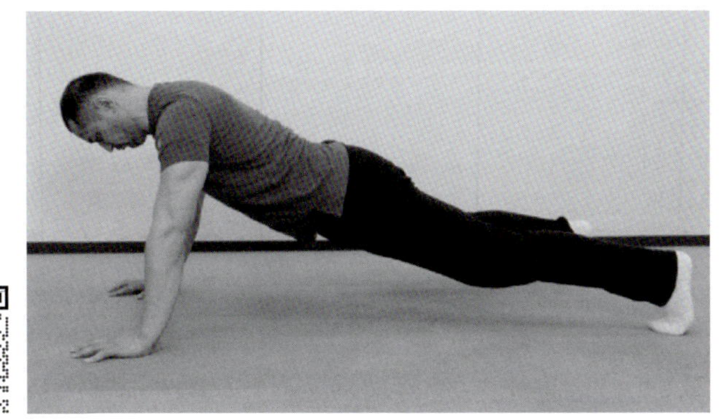
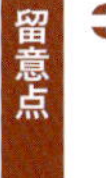

図　上半身の筋力
レベル3の計測

腕立て伏せの姿勢で，10秒間保持することができるか確認する．

留意点
- 体幹，股関節を中間位に保ち，屈曲させない．
- 頭位前方変位や頚部屈曲をさせない．

計測クライテリア

腕立て伏せの姿勢で10秒間，真っ直ぐな姿勢を保持できれば，点数が加算される．両手は肩幅にして，肘を伸展位のまま，頚部，体幹，膝までを一直線に保つ．

計測方法（図）

準備 腕立て伏せの姿勢をとる．両手は肩幅にして，肘を伸展位のまま，頚部，体幹，膝までを一直線に保つ．足部も肩幅に開き，前足部でしっかりと支える．

指示「肘を伸ばしたまま，首，背中，膝が一直線になる姿勢を10秒間保ってください．」

評価

	はい	いいえ
10秒間真っ直ぐな姿勢を保持することができる．	3点	2点（レベル2の点数となる）

レベル 4

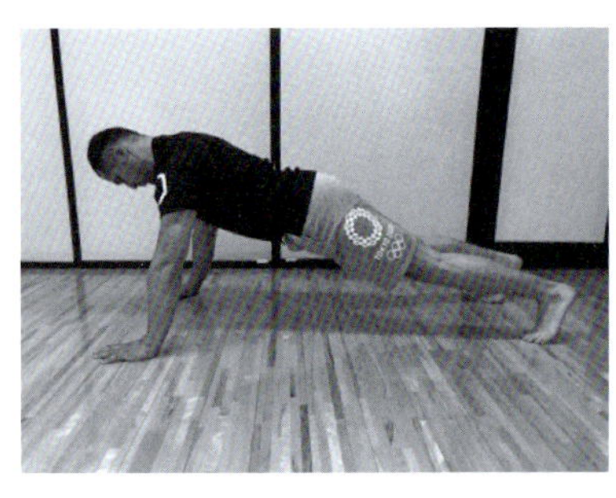
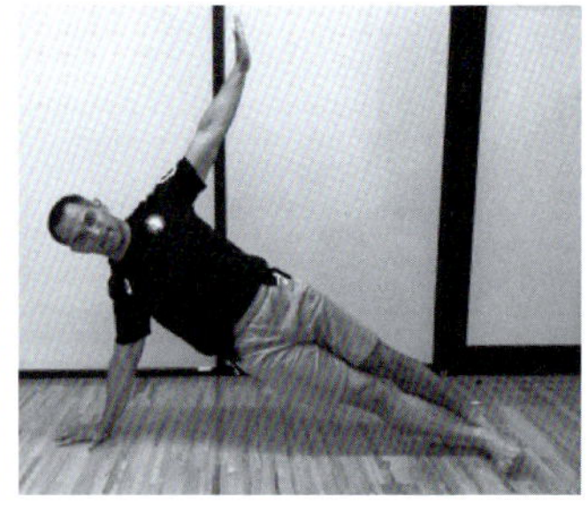
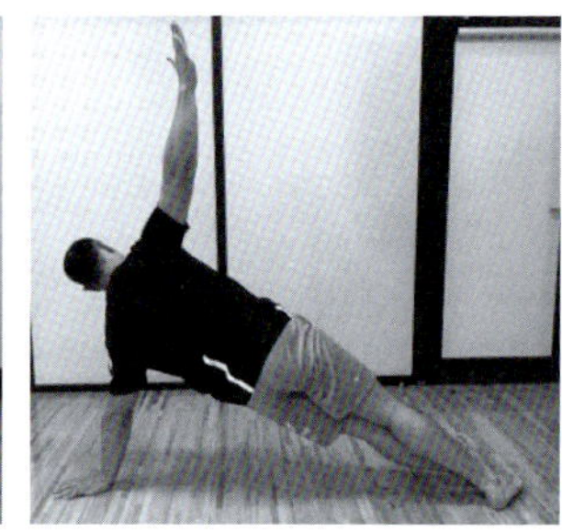

図　上半身の筋力　レベル4の計測
腕立て伏せの姿勢で5秒間，片手姿勢で転回しながら左右それぞれ3秒間，姿勢を保てるか確認する．

留意点
- 体幹，股関節を中間位に保ち，屈曲させない．
- 頭位前方変位や頸部屈曲をさせない．
- 片側支持の際には両腕が一直線になるようにする．

計測クライテリア

最初に，腕立て伏せの姿勢を5秒間保持する．その後，横に転回して一側の手で保持したサイドブリッジの姿勢となり，非支持側の肩関節を90度外転させ，支持側の上肢と非支持側の上肢が一直線となる姿勢を3秒間保持する．さらに支持側の手を入れ替え反対側へも同様に転回し，3秒間姿勢を保持する．すべての姿勢保持ができれば，点数が加算される．

計測方法（図）

準 備　腕立て伏せの姿勢をとる．両手は肩幅に，肘を伸ばしたまま，頸部，体幹，膝までを一直線に保つ．足も肩幅まで開き，つま先で地面をしっかり押さえる．

指 示　「腕立て伏せの姿勢を5秒間保ってください．そのまま回旋し，片手で体を支えながら開いた非支持側の手を支持側の手と一直線になるよう3秒間姿勢を保ち，手を入れ替えて反対側も同様に行ってください．横に転回するとき，足は非支持側を前，支持側を後ろに横に並べてください．」

評 価

	はい	いいえ
姿勢を保ちながら一連の流れを行える．	4点	3点（レベル3の点数となる）

上半身の筋力　改善運動（第3章へ）

⑥ウエイトシフト ウォールプッシュ　weight shift wall push　p.74

配点 4点 × 2

START
1 頸部
2 肩関節
3 肩甲骨
4 胸椎
5 上半身筋力
6 股関節
7 股関節と脊椎
8 上半身,下半身バランス
9 体幹部筋力
10 下半身筋力
11 足関節

股関節の可動性

hip mobility

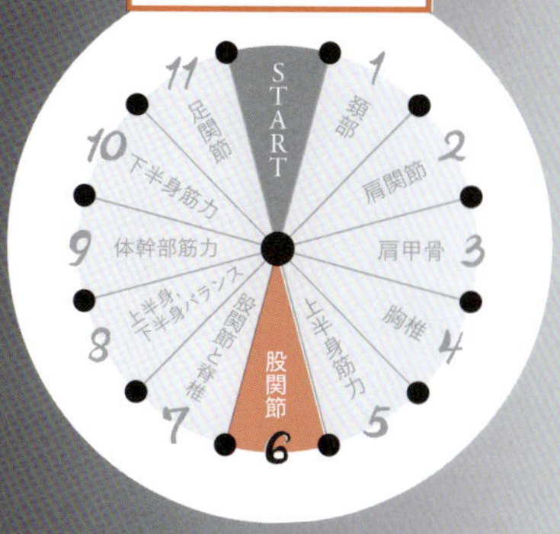

評価項目　股関節の可動性

改善運動　⑦横坐りからの立ち上がり side sitting to lift up p.75

⑧ウエイトシフト スクワット weight shift squat p.76

評価意義

股関節は大腿骨頭と寛骨臼で構成された球関節である．股関節機能は，下肢と体幹の動きの連動や，姿勢保持時の重心の制御に重要な役割を果たす[25]．このような役割は日常生活において，円滑な立ち上がりや歩行，階段昇降などの動作を可能にする．さらにスポーツ動作においては，骨盤−大腿骨の安定性および下肢の支持性を確保しつつ，股関節特有の大きな可動性と股関節周囲筋の筋力によって爆発的なパワーを生み出すことで高いパフォーマンスを発揮することができる[26, 27]．以下に股関節の可動性のスクリーニング方法を示す．

股関節の可動性（屈曲内旋／外旋） flexion, internal and external rotation

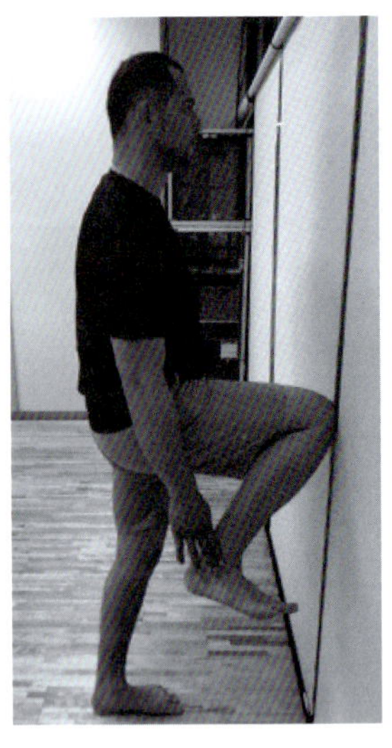
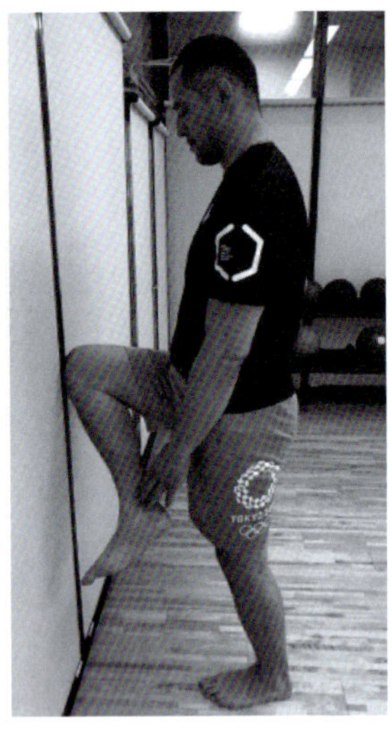
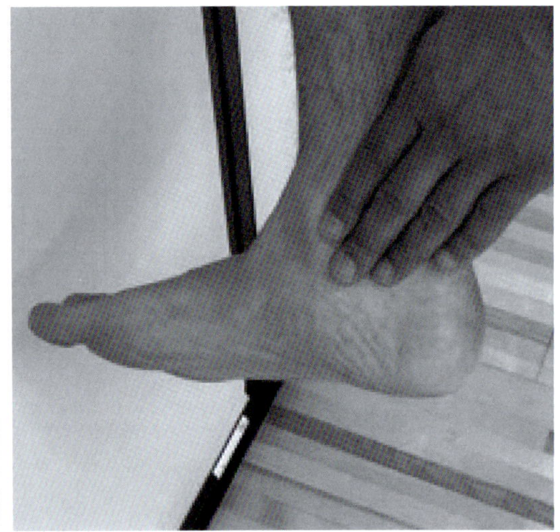

図　股関節の可動性 屈曲位の計測

壁につけた膝を支点に足を左右に振り，股関節を内旋（左）／外旋（中央）させ指先で外果／内果を触れられるかどうか確認する．

留意点
- 支持脚側の膝を屈曲させない（伸展位で保つ）．
- 体幹の側屈や回旋をせずに中間位に保つ．
- 両肩と骨盤のラインを床と水平に保つ．

機能低下と制限因子

梨状筋などの股関節深層外旋六筋や後方関節包の短縮は，股関節屈曲可動域の制限を引き起こす[28]．股関節屈曲可動域の制限は，股関節屈曲に伴う骨盤後傾および腰部屈曲運動を引き起こし，腰部・骨盤帯への力学的ストレスを増大させる[29]．また，股関節屈曲可動域制限は，片脚スクワットやジャンプ着地中の下降相における膝屈曲運動量の増大を引き起こし，膝関節に加わる力学的ストレスの増大，さらには膝障害発生の要因になりうる[30, 31]．

股関節屈曲位での内外旋の可動性をスクリーニングすることで，股関節後方組織の柔軟性を確認する．

計測クライテリア

両脚立位から，計測側の股関節を屈曲して片脚立位姿勢となる．計測側の膝を壁に固定し，膝を支点に股関節を内旋／外旋させる．その際，指先で外果／内果を触れることができれば，点数が加算される．左右それぞれ行う．

計測方法（図）

準 備　壁から1足と握り拳1個分離れた位置に，壁を向いた状態で直立する．その際，両足部は平行にする．測定側の大腿部が地面と水平になるまで股関節を屈曲し，膝を壁につけた片脚立位の姿勢をとる.

指示「肩や体を傾けずに，壁につけた膝を支点に足を左右に振り，指先で内くるぶし，外くるぶしをそれぞれ触れられるかどうか確認してください.」

評価

		はい	いいえ
股関節を内旋/外旋させ，外果/内果を手で触れることができる. 内旋（遊脚側の指先で外果を触れられるか）	左	1点	0点
	右	1点	0点

評価

		はい	いいえ
股関節を内旋/外旋させ，外果/内果を手で触れることができる. 外旋（支持脚側の指先で内果を触れられるか）	左	1点	0点
	右	1点	0点

股関節の可動性（伸展内旋／外旋） extension, internal and external rotation

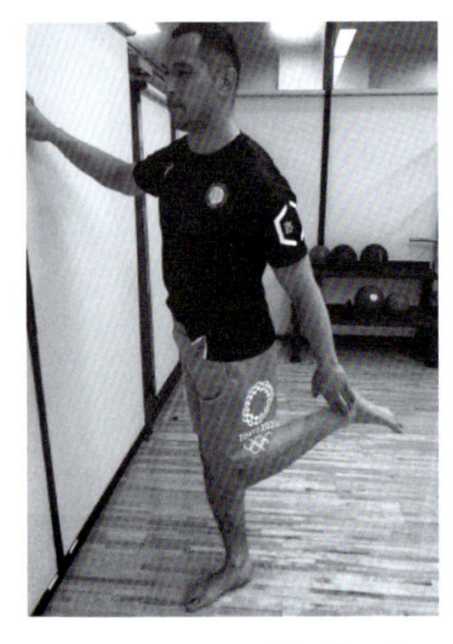
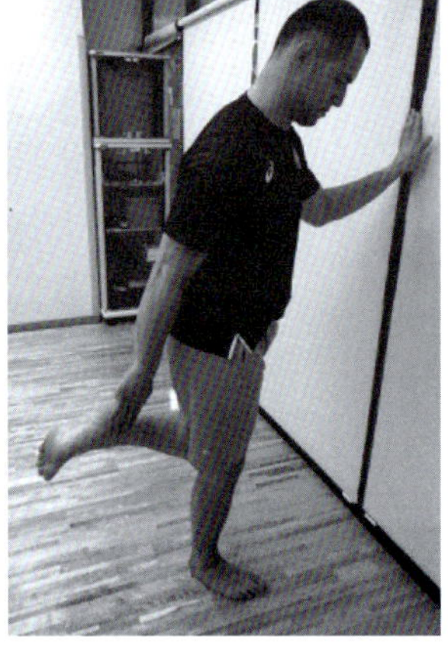
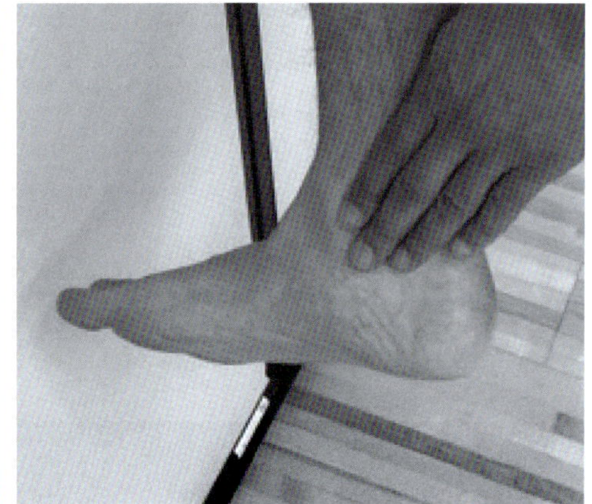

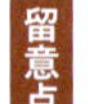 股関節の可動性 伸展位の計測

膝を曲げているほうの足を左右に振り，股関節を内旋（左）／外旋（中央）させ，外果／内果を指先で触れる（右）ことができるか確認する．

留意点

- 遊脚側の膝が支持脚側の膝よりも前に出ないようにする．
- 支持脚側の膝を屈曲させない（伸展位で保つ）．
- 体幹の側屈や回旋をせずに中間位に保つ．
- 両肩と骨盤のラインを床と水平に保つ．

機能低下と制限因子

股関節屈曲作用のある腸腰筋や大腿直筋の短縮は，股関節伸展可動域制限を引き起こす．股関節伸展可動域制限は代償的な腰椎伸展運動量の増大を惹起させ，腰椎椎間関節障害や脊柱管狭窄症などの伸展型腰痛を引き起こす[29, 32, 33]．

股関節伸展位での内外旋の可動性をスクリーニングすることで，股関節前方組織の伸張性を確認する．

計測クライテリア

両脚立位から，計測側の股関節を伸展，膝関節を屈曲し片脚立位となる．その姿勢から，計測側の股関節を内旋／外旋させる．両肩のラインを平行に保持したまま，股関節を内旋／外旋させた際に，指先で外果／内果に触れることができれば，点数が加算される．左右それぞれ行う．

計測方法（図）

準 備 両膝をつけた状態から計測側の股関節を伸展，膝関節を屈曲し片脚立位となる．手は壁に軽く触れ，バランスを保つ．

指 示 「立っている脚の膝は伸ばしたまま，膝を曲げているほうの足を左右に振り，肩のラインを水平に保ちつつ，壁についている手を入れ替えながら内くるぶしと外くるぶしを触ってください.」

評価

股関節を内旋/外旋させ，外果/内果を指先で触れることができる. 内旋(遊脚側の指先で外果を触れられるか)		はい	いいえ
	左	1点	0点
	右	1点	0点

評価

股関節を内旋/外旋させ，外果/内果を指先で触れることができる. 外旋(支持脚側の指先で内果を触れられるか)		はい	いいえ
	左	1点	0点
	右	1点	0点

股関節の可動性　改善運動(第3章へ)

⑦横坐りからの立ち上がり side sitting to lift up p.75

⑧ウエイトシフト スクワット weight shift squat p.76

股関節と脊椎の可動性

hip and spine mobility

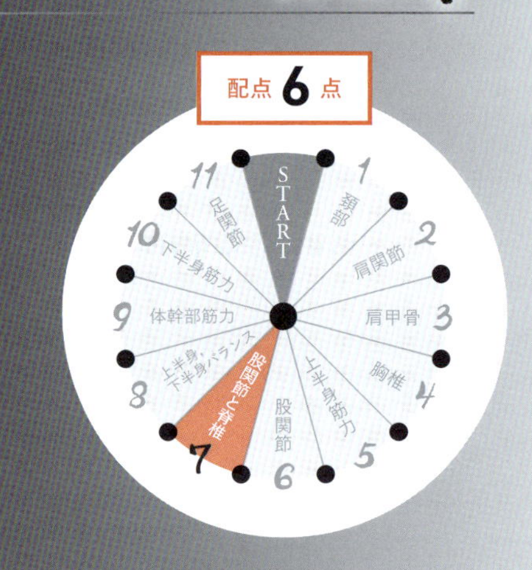

評価項目 股関節と脊椎の可動性（前屈・後屈）

改善運動 前屈：⑨ストレートレッグ ローワリング
straight leg lowering p.77

後屈：⑩片脚スクワット
single leg squat with ankle hold p.78

評価意義

股関節と脊椎の動きは骨盤を介して連動しており，可動性（股関節屈曲/体幹前屈，股関節伸展/体幹後屈）は様々な動作に大きく影響する．骨盤と股関節の連動はpelvis-hip rhythmともいわれ[34]，このリズムは動作や姿勢の維持，歩行，スポーツなどの身体活動において重要である．そのため，それぞれ個別に確認するのではなく，双方の動きの連動を確認することが不可欠である．

前屈（股関節屈曲）動作は，腹部を大腿に近づける動きである．前屈運動は，日常生活動作のなかでは，物を拾う，靴ひもを結ぶなどの動作中に必要となり，股関節と脊椎の動きが連動することで動作を遂行している．一方，後屈（股関節伸展）動作は，立ち上がる，歩行，走るなどの動作中に必要となる動作である．ハムストリングスの短縮は，前屈運動を阻害する要因となり，腸腰筋や大腿直筋の短縮は，後屈動作や股関節伸展を阻害する要因となる．このような股関節可動域制限は，腰椎による動作の代償を惹起し，腰痛の原因となる[35]．また，前屈，後屈時の脊椎の動作観察も重要であり，椎骨の関節構造に沿って自然な曲線になっているかどうかも，併せて確認しておきたい．以下に股関節と脊椎の可動性のスクリーニング方法を示す．股関節と脊椎の可動性のスクリーニング方法はレベル1から3まであり，レベル1の計測から開始し，できるレベルまでを行って点数を算出する．

股関節と脊椎の可動性（前屈） bend forward（3点）

機能低下と制限因子

前屈動作は，ハムストリングスの短縮や伸張性低下によって制限される．前屈動作の制限は，腰痛発生，障害発生や運動パフォーマンスの低下に結びつく[36～38]．

レベル 1

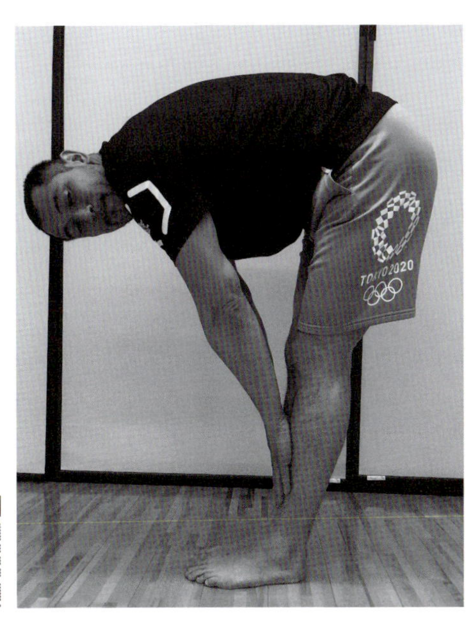

図　股関節と脊椎の可動性　前屈位　レベル1の計測

両手を下げていき，足関節中央から握り拳1個分上のところにつけた印に触れられるか確認する．

留意点
- 膝を屈曲させない（伸展位で保つ）．
- 計測中は勢いや反動を使わず，ゆっくりと脚に沿うように手を下方へスライドさせる．

計測クライテリア

足関節中央から握り拳1個分上のところに印をつけ，膝伸展位のまま前屈し，印に触れることができれば，点数が加算される．

計測方法（図）

準備　足関節中央から，握り拳1個分上に印をつける．

指示　「背筋を伸ばして真っ直ぐに立ち，ゆっくり体前面と脚の前面に沿うように両手を下げていき，足につけた印に触れてください．」

評価

	はい	いいえ
足につけた印に触れることができる．できたら，レベル2の計測を行う．	1点	0点

レベル 2

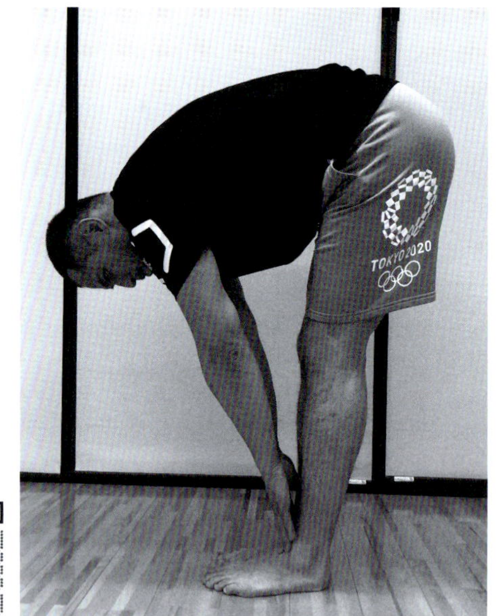

図 股関節と脊椎の可動性 前屈位 レベル2の計測

両手を下げていき，足関節中央に触れられるか確認する．

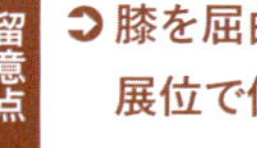

留意点

- **膝を屈曲させない（伸展位で保つ）．**
- **計測中は勢いや反動を使わず，ゆっくりと脚に沿うように手を下方へスライドさせる．**

計測クライテリア

膝伸展位のまま前屈し，足関節中央に触れることができれば，点数が加算される．

計測方法（図）

準 備 背筋を伸ばして真っ直ぐに立つ．

指 示 「背筋を伸ばして真っ直ぐに立ち，ゆっくり体前面と脚の前面に沿うように両手を下げていき，足首に触れてください．」

評 価

	はい	いいえ
足関節中央に触れることができる．できたら，レベル3の計測を行う．	**2** 点	**1** 点 （レベル1の点数となる）

レベル 3

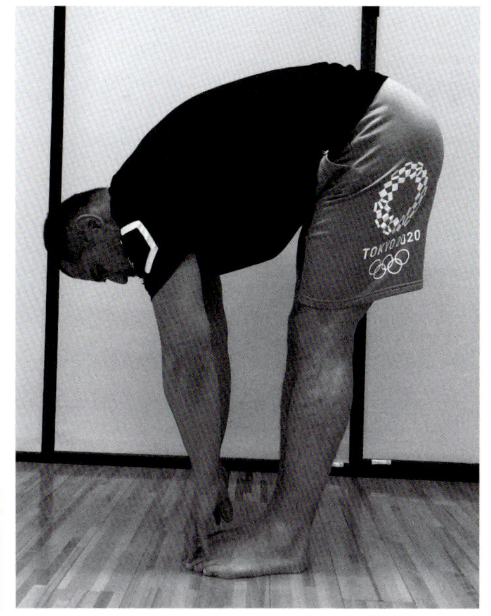

図 股関節と脊椎の可動性 前屈位 レベル3の計測

両手を下げていき，つま先に触れられるか確認する．

留意点
- 膝を屈曲させない（伸展位で保つ）．
- 計測中は勢いや反動を使わず，ゆっくりと脚に沿うように手を下方へスライドさせる．

計測クライテリア

膝伸展位のまま前屈し，つま先に触れることができれば，点数が加算される．

計測方法（図）

準備 背筋を伸ばして真っ直ぐに立つ．

指示 「背筋を伸ばして真っ直ぐに立ち，ゆっくり体前面と脚の前面に沿うように両手を下げていき，つま先に触れてください．」

評価

	はい	いいえ
つま先に触れることができる．	3 点	2 点（レベル2の点数となる）

股関節と脊椎の可動性（前屈） 改善運動（第3章へ）

⑨ストレートレッグ ローワリング straight leg lowering p.77

股関節と脊椎の可動性（後屈） bend backward（3点）

機能低下と制限因子

後屈動作の制限因子となる腸腰筋や大腿直筋などの股関節屈筋群は，長時間のデスクワークなどにより座位姿勢を保持し続けることで短縮し，伸張性が低下する．また，加齢によっても伸張性が低下していく．後屈動作の可動性は，股関節前面や腹部の筋の伸長性に加え，胸椎や肩関節の可動性も関与する．そのため，股関節や体幹の可動性とともに，胸椎や肩関節の可動性も併せて評価する必要がある．後屈動作が制限される場合，特に水泳やバレエダンスなど，股関節，体幹，肩関節に大きな可動性を要する競技では，代償的に腰部の運動が大きくなることで負担が集中する可能性がある．

レベル 1

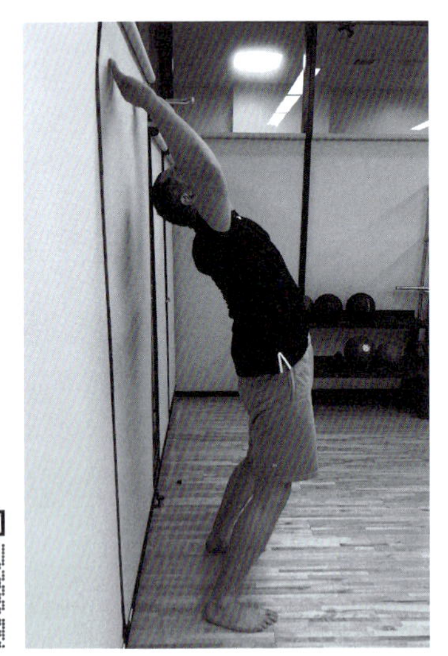

図　股関節と脊椎の可動性　後屈位　レベル1の計測

壁を背にして足1足分の位置に立ち，両腕を真っ直ぐ上に伸ばし，上体を反らして指先で壁に触れ，元の位置に戻ることができるか確認する．

留意点
- 歩足で距離を測るときは，靴を脱いで正確に行う．
- 計測時に，壁に寄りかかり反動で戻らないように行う．

計測クライテリア

壁に背を向け，壁から踵部までの距離が1足の位置に立つ．両上肢を挙上しながら後屈し，壁に指先が触れて，元の位置に戻ることができれば，点数が加算される．

計測方法（図）

準備 壁に背を向け，壁から踵部までの距離が1足の位置で直立する．

指示 「両腕を真っ直ぐ上に伸ばし，上体を反らして指先で壁に触れてください．」

評価

	はい	いいえ
壁に指先で触れ，元の位置に戻ることができる．できたら，レベル2の測定を行う．	1点	0点

レベル 2

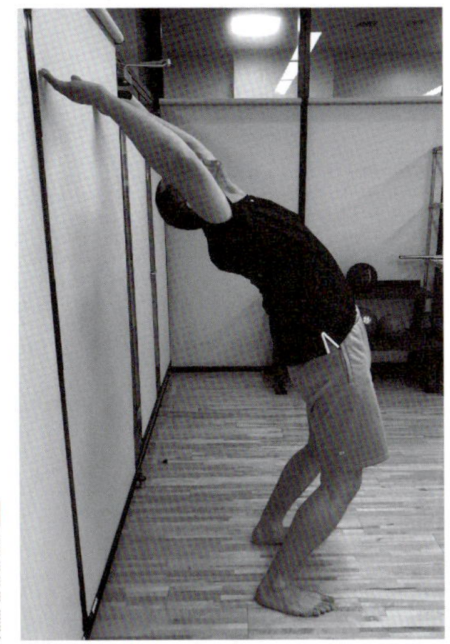

図　股関節と脊椎の可動性
後屈位　レベル2の計測

壁を背にして足2足分の位置に立ち，両腕を真っ直ぐ上に伸ばし，上体を反らして指先で壁に触れ，元の位置に戻ることができるか確認する．

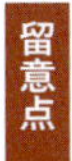

留意点
- 歩足で距離を測るときは，靴を脱いで正確に行う．
- 計測時に，壁に寄りかかり反動で戻らないように行う．

計測クライテリア

壁に背を向け，壁から踵部までの距離が2足の位置に立つ．両上肢を挙上しながら後屈し，壁に指先が触れて，元の位置に戻ることができれば，点数が加算される．

計測方法（図）

準備 壁に背を向け，壁から踵部までの距離が2足の位置で直立する．

指示 「両腕を真っ直ぐ上に伸ばし，上体を反らして指先で壁に触れてください．」

評価

	はい	いいえ
壁に指先で触れ，元の位置に戻ることができる．できたら，レベル3の測定を行う．	2点	1点（レベル1の点数となる）

レベル 3

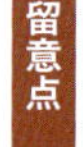
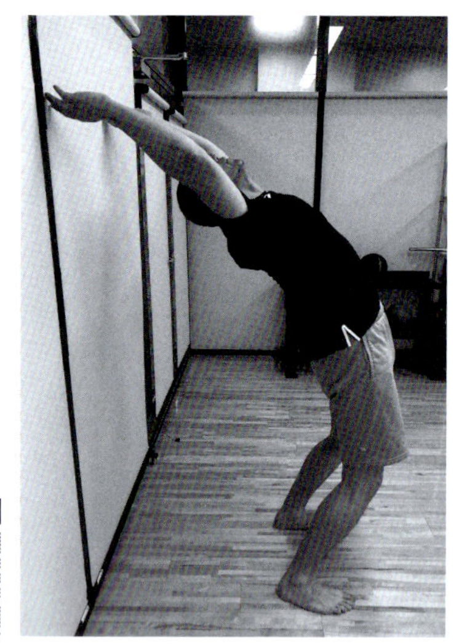

図 股関節と脊椎の可動性 後屈位 レベル3の計測

壁を背にして，足2足と握り拳1個分の位置に立ち，両腕を真っ直ぐ上に伸ばし，上体を反らして指先で壁に触れ，元の位置に戻ることができるか確認する．

留意点
- 歩足で距離を測るときは，靴を脱いで正確に行う．
- 計測時に，壁に寄りかかり反動で戻らないように行う．

計測クライテリア

壁に背を向け，壁から踵部までの距離が2足と握り拳1個分の位置に立つ．両上肢を挙上しながら後屈し，壁に指先が触れて，元の位置に戻ることができれば，点数が加算される．

計測方法（図）

準備 壁に背を向け，壁から踵部までの距離が2足と握り拳1個分の位置で直立する．

指示 「両腕を真っ直ぐ上に伸ばし，上体を反らして指先で壁に触れてください．」

評価

	はい	いいえ
壁に指先で触れ，元の位置に戻ることができる．	3点	2点（レベル2の点数となる）

股関節と脊椎の可動性（後屈） 改善運動（第3章へ）

⑩片脚スクワット single leg squat with ankle hold p.78

上半身と下半身の可動性とバランス

upper and lower body, mobility and stability

配点 1点×2

評価項目　上半身と下半身の可動性とバランス

改善運動　⑩片脚スクワット
single leg squat with ankle hold p.78

START／1 頸部／2 肩関節／3 肩甲骨／4 胸椎／5 上半身筋力／6 股関節／7 股関節と脊椎／8 上半身，下半身バランス／9 体幹部筋力／10 下半身筋力／11 足関節

評価意義

片脚立位で上肢と下肢を協調的に運動させる能力の評価は，体幹の安定性と運動制御能力を評価するうえで重要である．片脚立位で直立位を保持したまま，肘と膝頭をつけられるかどうかは，バランス能力とともに股関節と上肢の柔軟性を確認するテストとなる．体幹の安定性と運動制御能力は，日常生活やスポーツ活動において重要な要素であり，怪我の予防やパフォーマンスの向上に寄与する[39, 40]．以下に上半身と下半身の可動性とバランスのスクリーニング方法を示す．代償動作により，胸椎を屈曲しながら行うと正しく計測ができないため，クリアランステスト（正確に測定できているかの確認）として，壁に頭部と背中をつけた状態で同様にできるかも確認する．

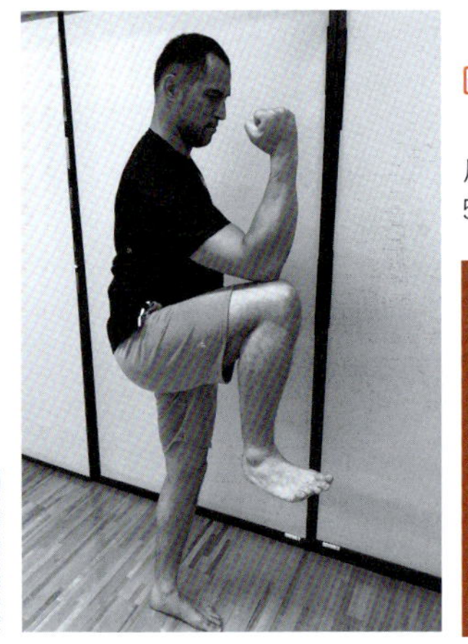

図 上半身と下半身の可動性とバランスの計測

片脚立位姿勢で遊脚側の膝頭と肘をつけ，5秒間姿勢を保てるか確認する．

留意点
- 支持脚側の膝を屈曲させない（伸展位で保つ）．
- 胸椎を屈曲させない．
- 体幹を側屈させない．
- 股関節を外転させない．
- 遊脚側の膝頭と同側の肘をつけた姿勢を5秒間保持する．

機能低下と制限因子

片脚立位姿勢の保持には，視覚や固有受容感覚，平衡感覚など様々な感覚情報が関与し，それらの情報を脳が統合し，運動器の機能を制御することで姿勢保持が可能となる．片脚立位保持が関わる運動器には，体幹や股関節，足関節周囲の筋，関節などがあり，多くの筋が協調的に活動することで関節が適切に運動し，必要に応じた姿勢が保持される．

一方，片脚立位の保持が困難な場合，バランス保持能力が低下しているといえる[41]．片脚立位保持能力の低下の原因は多岐にわたり，体幹，股関節，足関節周囲筋の筋機能低下や，筋紡錘などの固有受容器，他の感覚器の機能低下などが関与する．正常な片脚立位保持能力は，ピッチングなどのスポーツ動作において安定したパフォーマンス発揮や怪我予防のために重要である[40, 42]．また，日常生活のなかで転倒することなく目的動作を遂行するためにも必要になる．足関節捻挫後にはバランス保持能力が低下しやすく[43]，足関節捻挫の再発リスクが高まる[44]．

片脚立位を保持したまま上肢と下肢を動かす場合，バランス能力に加えて上肢と下肢の可動性も必要となる．片脚立位姿勢で遊脚側の膝頭と肘をつけようとした場合，十分な股関節屈曲可動域が求められる．梨状筋などの股関節深層外旋六筋や後方関節包の短縮は，股関節屈曲可動域の制限に関与する[28]．

計測クライテリア

背中を伸ばした状態から片脚立位姿勢をとり，遊脚側の膝頭と肘をつけ，5秒間姿勢を保持できれば，点数が加算される．左右それぞれ行う．しかしながら後述のクリアランステストをクリアできなければ，点数は加算されない．

計測方法（図）

準備 直立姿勢をとる．

指示「測定する側の膝をもち上げ片脚立位姿勢をとり，同側の膝頭と肘をつけて5秒間姿勢を保ってください．その際，背中と立っている側の膝は曲げないようにしてください．」

評価

		はい	いいえ
遊脚側の膝頭と肘をつけ，5秒間姿勢を保持できる．	左	1点	0点
	右	1点	0点

クリアランステスト（正確に測定できているかの確認）（図）

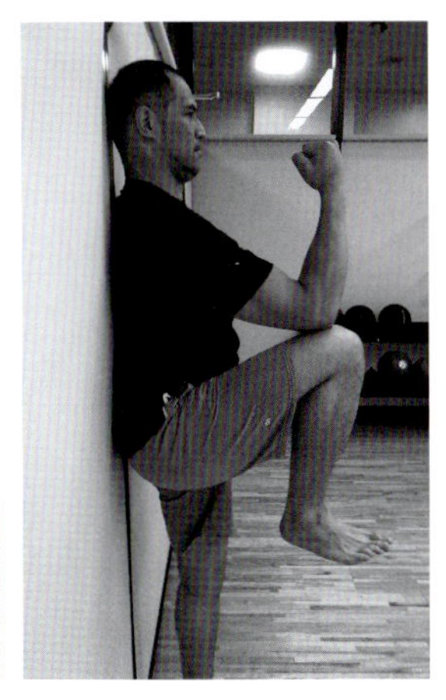

図　上半身と下半身の可動性とバランスのクリアランステスト

背中を壁につけたまま遊脚側の膝頭と肘をつけ，5秒間姿勢を保持できるか確認する．

留意点
- 支持脚側の膝を屈曲させない（伸展位で保つ）．
- 胸椎を屈曲させない．
- 体幹を側屈させない．
- 背中を壁から離さない．
- 股関節を外転させない．
- 遊脚側の膝頭と同側の肘をつけた姿勢を5秒間保持する．

左右それぞれ行う．

準備　壁を背に，壁から踵部の距離が握り拳1個分の位置に両踵を合わせて直立する．背中は壁につけ背筋を伸ばす．

指示　「測定する側の膝をもち上げ，膝頭と同じ側の肘をくっつけて5秒間姿勢を保ってください．その際，背中と立っている側の膝は曲げないようにしてください．」

評価

		はい	いいえ
背中は壁につけたまま，遊脚側の膝頭と肘をつけ，5秒間姿勢を保持できる．	左右	テストは正しい姿勢で行えていると判断	代償動作が入っている可能性があるため，点数は加算されない

上半身と下半身の可動性とバランス　改善運動（⇒3章へ）

⑩片脚スクワット single leg squat with ankle hold p.78

評価 9

体幹部の筋力

abdominal muscles strength

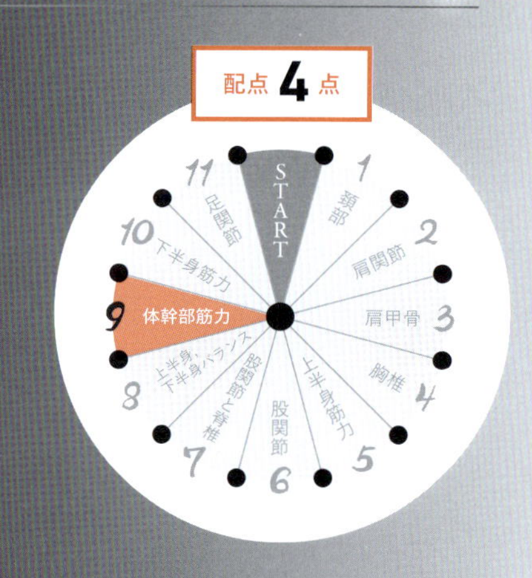

評価項目 体幹部の筋力

改善運動 ⑪ストレートレッグ ローワリング45
straight leg lowering 45 p.79

評価意義

体幹は四肢が効率的に機能するための土台である．体幹を屈曲する作用のある筋には，腹直筋や内外腹斜筋，腹横筋がある．これらの体幹筋群は腹圧コントロールや，体幹全体また脊椎の分節的な安定性に寄与する．また，体幹筋は動作中のエネルギーの伝達，吸収，変換に寄与し，全身運動中の上肢と下肢をつなぐ重要な役割を担う[45]．そのため，体幹筋の機能の向上は，日常生活動作やスポーツ動作中の四肢の動きを円滑にし，動作の効率やエネルギー効率が高まることで持久力やスタミナ，パフォーマンスの向上につながる可能性をもつ．また，四肢の運動を安定させることで，様々な障害発生リスクを低下させる[46]．以下に体幹部の筋力のスクリーニング方法を示す．体幹部の筋力のスクリーニング方法はレベル1から4まであり，レベル1の計測から開始し，できるレベルまでを行って点数を算出する．

機能低下と制限因子

体幹筋の機能低下を認める場合，全身運動中に生み出された力が下肢から上肢，または上肢から下肢に効率的に伝達されず，立ち上がりや歩行などの日常生活動作やスポーツ動作におけるパフォーマンスの低下を引き起こす[47]．また，体幹筋の機能低下に伴う体幹部の安定性低下により，腰部骨盤帯の剛性は低下する．このことは，腰部脊柱管狭窄症や腰椎ヘルニアといった腰部骨盤帯の障害を誘発する原因となる[48, 49]．

レベル 1

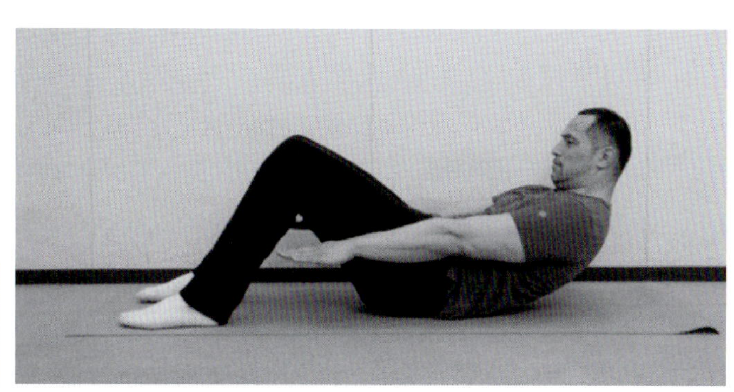

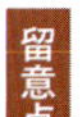

図　体幹部の筋力　レベル1の計測

背臥位で膝関節を90度屈曲し，肘を伸展して床から浮かし，肩甲骨が床面から浮く高さまで上体を起こして5秒間静止できるか確認する．

留意点
- ➲ 肩甲骨が浮く高さまで上体を起こす．
- ➲ その姿勢を5秒間保持する．

計測クライテリア

背臥位で膝関節を90度屈曲し，肘を伸展して床面から浮かした状態から体幹を屈曲させていく．肩甲骨が床面から浮く高さまで上体を起こし，その姿勢を5秒間保持できれば，点数が加算される．

計測方法（図）

準備 背臥位で膝関節を90度屈曲し，肘を伸展して床から浮かす．

指示 「肩甲骨が床面から浮く高さまで上体を起こして，その姿勢を5秒間保持してください．」

評価

	はい	いいえ
肩甲骨が床面から浮く高さまで上体を起こし，5秒間静止できる．できたら，レベル2の測定を行う．	1点	0点

レベル 2

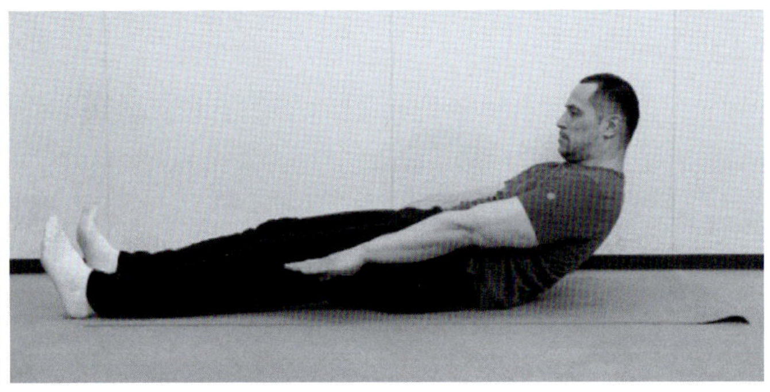

図　体幹部の筋力　レベル2の計測

背臥位で膝関節を伸展し，肘を伸展して床から浮かし，肩甲骨が床面から浮く高さまで上体を起こして5秒間静止できるか確認する．

留意点
- **肩甲骨が浮く高さまで上体を起こす．**
- **その姿勢を5秒間保持する．**
- **脚が浮かないように保持する．**

計測クライテリア

膝関節を伸展した背臥位で，肘を伸展して床面から浮かした状態から，体幹を屈曲させていく．肩甲骨が床面から浮く高さまで上体を起こし，その姿勢を5秒間保持できれば，点数が加算される．

計測方法（図）

準備　膝を伸展した背臥位で，肘を伸展して床面から浮かす．

指示　「肩甲骨が床面から浮く高さまで上体を起こして，その姿勢を5秒間保持してください．」

評価

	はい	いいえ
肩甲骨が床面から浮く高さまで上体を起こし，5秒間静止できる．できたら，レベル3の測定を行う．	2点	1点（レベル1の点数となる）

レベル3

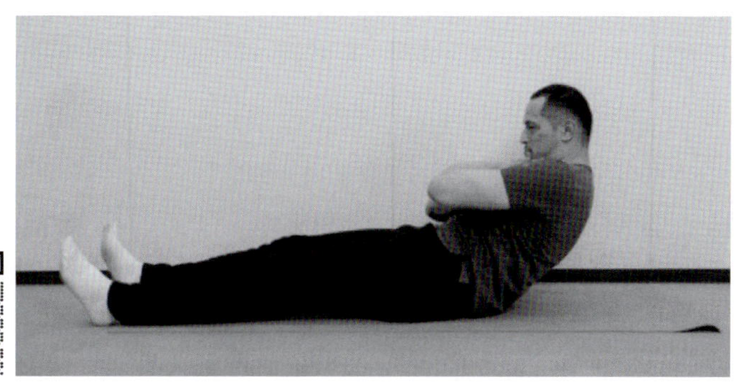

図　**体幹部の筋力　レベル3の計測**

背臥位で膝関節を伸展し，腕を組んだ状態で，肩甲骨が床面から浮く高さまで上体を起こして5秒間静止できるか確認する．

留意点

- **肩甲骨が浮く高さまで上体を起こす．**
- **その姿勢を5秒間保持する．**
- **脚が浮かないように保持する．**

計測クライテリア

膝関節を伸展した背臥位で，上肢を胸部の前で交差した状態から，体幹を屈曲させていく．肩甲骨が床面から浮く高さまで上体を起こし，その姿勢を5秒間保持できれば，点数が加算される．

計測方法（図）

準備 膝を伸展した背臥位で，上肢を胸部の前で交差する．

指示 「肩甲骨が床面から浮く高さまで上体を起こして，その姿勢を5秒間保持してください．」

評価

	はい	いいえ
肩甲骨が床面から浮く高さまで上体を起こし，5秒間静止できる．できたら，レベル4の測定を行う．	**3**点	**2**点（レベル2の点数となる）

レベル 4

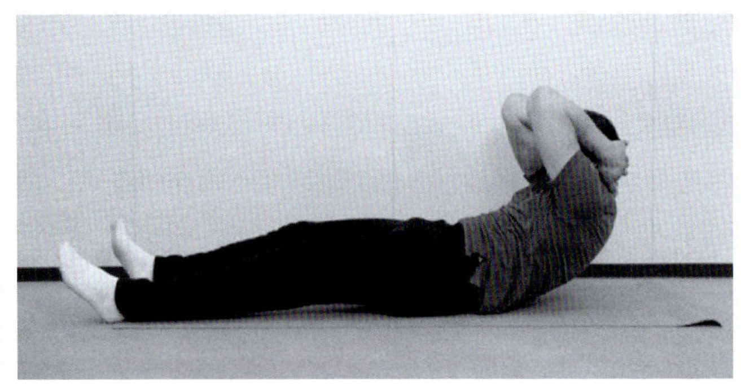

図　**体幹部の筋力　レベル4の計測**
背臥位で膝関節を伸展し，両手を頭の後ろに組んだ状態で，肩甲骨が床面から浮く高さまで上体を起こして5秒間静止できるか確認する．

留意点
- 肩甲骨が浮く高さまで上体を起こす．
- その姿勢を5秒間保持する．
- 脚が浮かないように保持する．

計測クライテリア

膝関節を伸展した背臥位で，両手を頭の後ろで組んだ状態から，体幹を屈曲させていく．肩甲骨が床面から浮く高さまで上体を起こし，その姿勢を5秒間保持できれば，点数が加算される．

計測方法（図）

準 備　膝を伸展した背臥位で，手を頭の後ろで組む．

指 示　「肩甲骨が床面から浮く高さまで上体を起こして，その姿勢を5秒間保持してください．」

評 価

	はい	いいえ
肩甲骨が床面から浮く高さまで上体を起こし，5秒間静止できる．	4点	3点（レベル3の点数となる）

体幹部の筋力　改善運動（第3章へ）

⑪ストレートレッグ ローワリング45 straight leg lowering 45 p.79

下半身の筋力

lower extremity strength

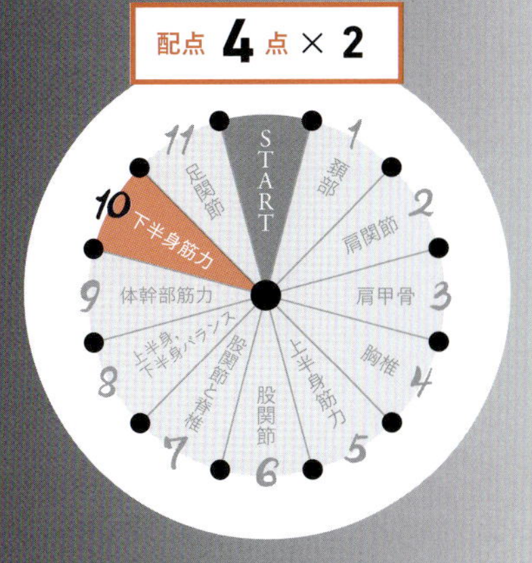

評価項目　下半身の筋力

改善運動　⑧ウエイトシフト スクワット weight shift squat p.76

⑩片脚スクワット single leg squat with ankle hold p.78

評価意義

下半身の筋力は，歩行，走行，階段昇降など，日常生活の基本的な動作の遂行に重要な機能を担う．特に抗重力筋を中心とした下肢の筋（下腿三頭筋，大腿四頭筋，ハムストリングス，大殿筋など）は，これらの動作に不可欠である[50]．腰部や大腿周囲の筋肉を適切に強化することは，脊椎への負荷を軽減し，健康な姿勢を維持するのに役立つ[51, 52]．以下に下半身の筋力のスクリーニング方法を示す．下半身の筋力のスクリーニング方法はレベル1から4までであり，レベル1の計測から開始し，できるレベルまでを行う．できるレベルの点数を左右個別に算出していく（例：左はレベル3まで可能で3点，右はレベル4まで可能で4点，合計7点）．

機能低下と制限因子

運動不足や加齢によって下肢の筋力は低下していく．立ち上がり能力は下肢全体の筋力を反映する[53)]．立ち上がり動作が困難でバランス能力の低下がある場合は，転倒のリスクが上昇する[54)]．片脚起立能力はしばしば，下肢の外傷後や手術後の筋力チェックに用いられる．またスポーツにおいても，下肢の筋力は様々な動作のパフォーマンスや障害，外傷発生に影響する．

レベル 1

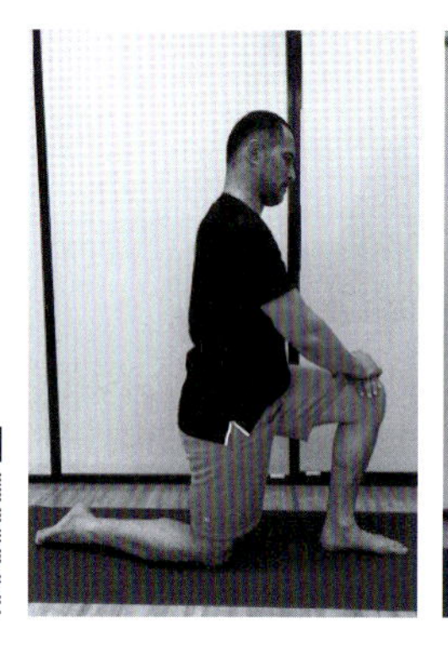

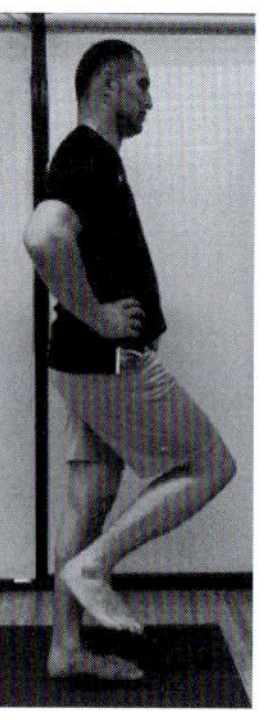

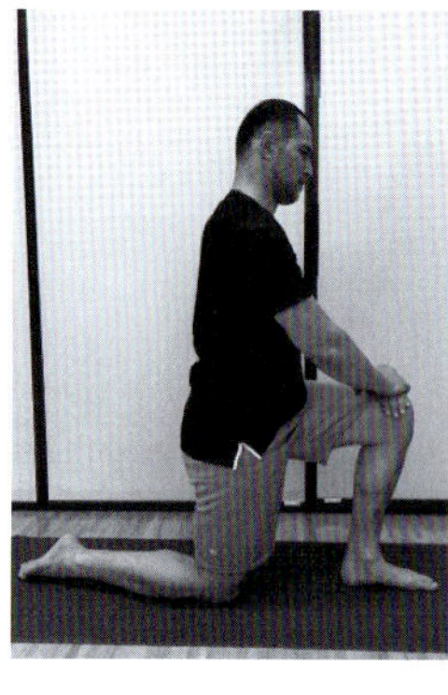

図　下半身の筋力 レベル1の計測

片膝をついた状態で，両手を測定側の膝の上に置き，両手の力も使って立ち上がり，ゆっくり元の位置に戻れるか確認する．

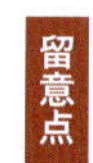

留意点 ➲ **勢いや反動を使わず立ち上がり，ゆっくりと元の位置に戻る．**

計測クライテリア

上肢の筋力も使って片膝立ちから立ち上がり，ゆっくり元の位置に戻る．3回のトライアル内で達成できれば加点される．左右それぞれ行う．

計測方法（図）

準備 片膝をついた状態で，両手を測定側の膝の上に置き，背筋を伸ばす．

指示 「その状態から足の裏の位置を変えず，またバランスを崩さないよう，両手の力も使って立ち上がり，ゆっくり元の位置に戻ってください．」

評価

		はい	いいえ
3回のトライアル内で上肢の力も使って立ち上がり，ゆっくり元の位置に戻ることができる．できたら，レベル2の測定を行う．	左	1 点	0 点
	右	1 点	0 点

レベル 2

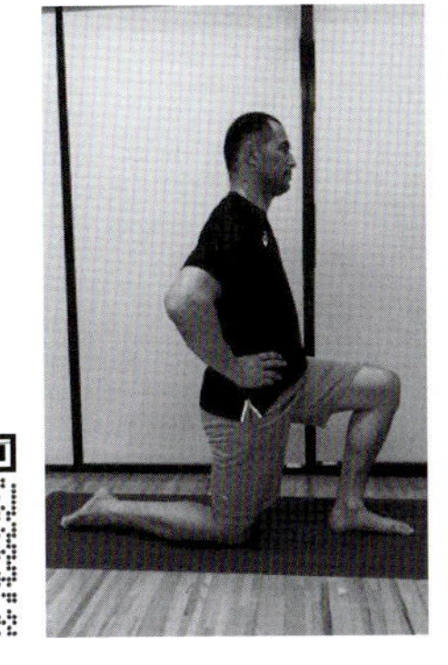
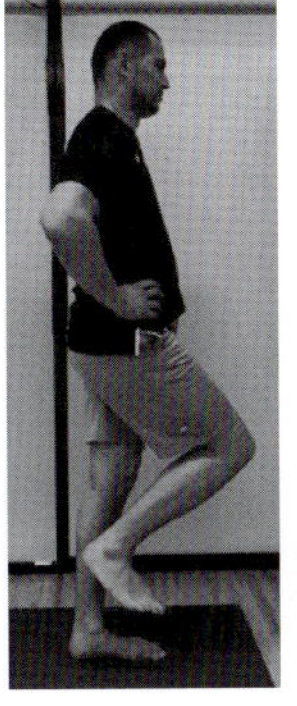
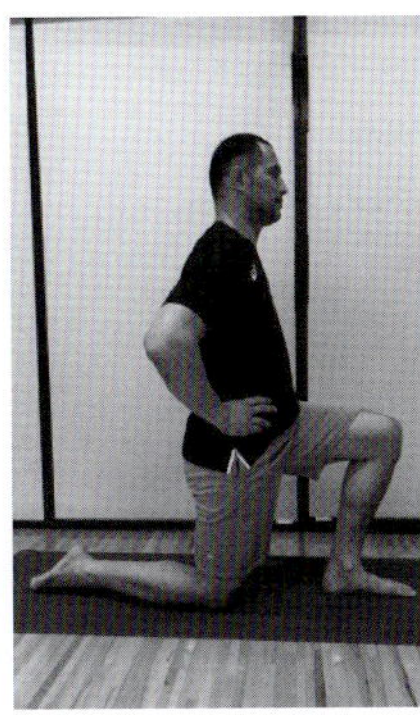

図　下半身の筋力
レベル2の計測
両手を腰に当て，片膝をついた状態で立ち上がり，ゆっくり元の位置に戻れるか確認する．

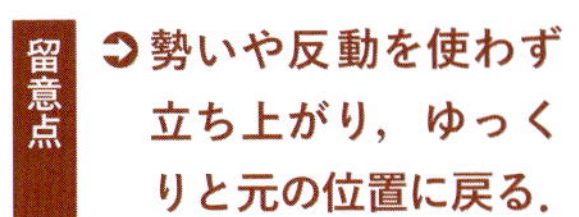

計測クライテリア

片膝立ちから立ち上がり，ゆっくり元の位置に戻る．3回のトライアル内で達成できれば加点される．左右それぞれ行う．

計測方法（図）

準備 片膝をついた状態で，両手を腰に当て背筋を伸ばす．

指示「その状態から，足の裏の位置を変えず，またバランスを崩さないよう立ち上がり，ゆっくり元の位置に戻ってください．」

評価

		はい	いいえ
3回のトライアル内で立ち上がり，ゆっくり元の位置に戻ることができる．できたら，レベル3の測定を行う．	左	2点	1点（レベル1の点数となる）
	右	2点	1点（レベル1の点数となる）

レベル 3

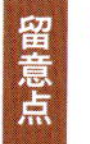
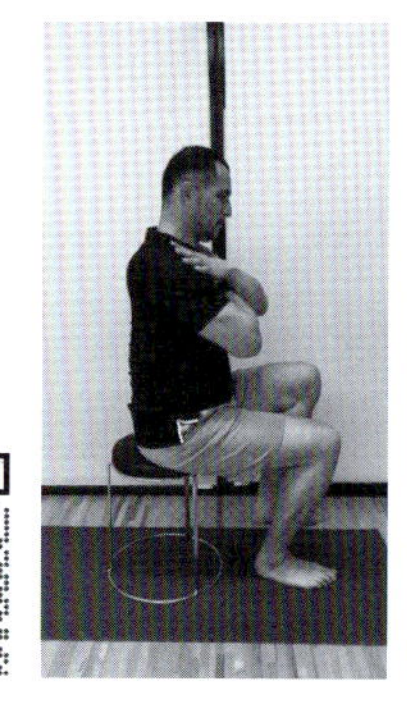
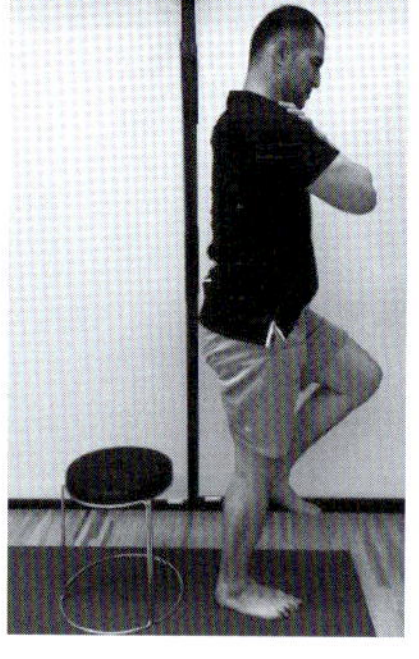
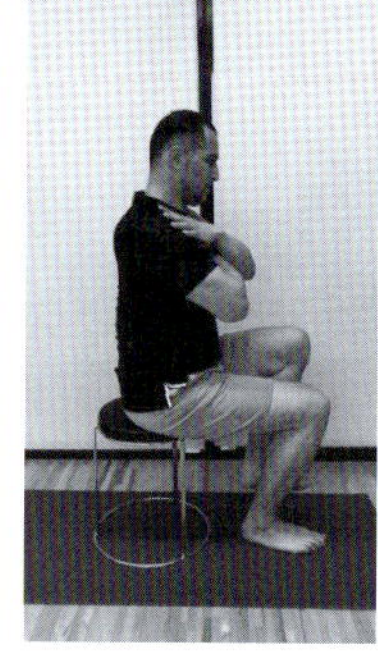

図 下半身の筋力 レベル3の計測

両手を組み，足の裏の位置を変えずに片脚で立ち上がり，ゆっくり元の位置に戻れるか確認する．

留意点
- 勢いや反動を使わずに片脚で立ち上がり，ゆっくりと元の位置に戻る．
- 足部の位置をずらさないように保持する．

計測クライテリア

椅子に座った状態から片脚で立ち上がり，ゆっくり元の位置に戻る．3回のトライアル内で達成できれば加点される．左右それぞれ行う．

計測方法（図）

準 備 椅子に浅く座り，計測側と反対側の足部を床面から浮かせ，両上肢を胸部の前で交差する．

指 示 「その状態から，足の裏の位置を変えず，またバランスを崩さないよう立ち上がり，ゆっくり元の位置に戻ってください．」

評 価

		はい	いいえ
3回のトライアル内で立ち上がり，ゆっくり元の位置に戻ることができる．できたら，レベル4の測定を行う．	左	3点	2点（レベル2の点数となる）
	右	3点	2点（レベル2の点数となる）

レベル 4

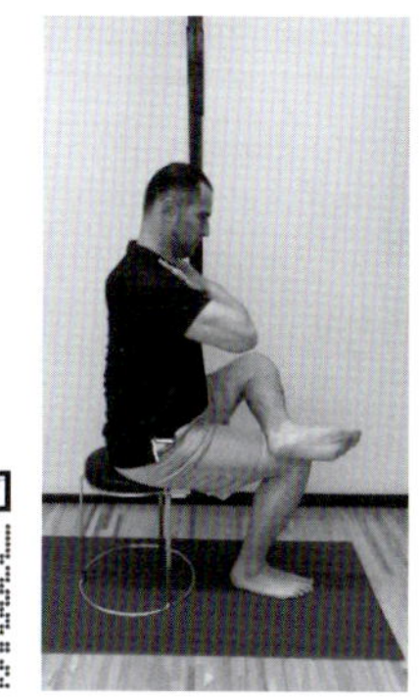
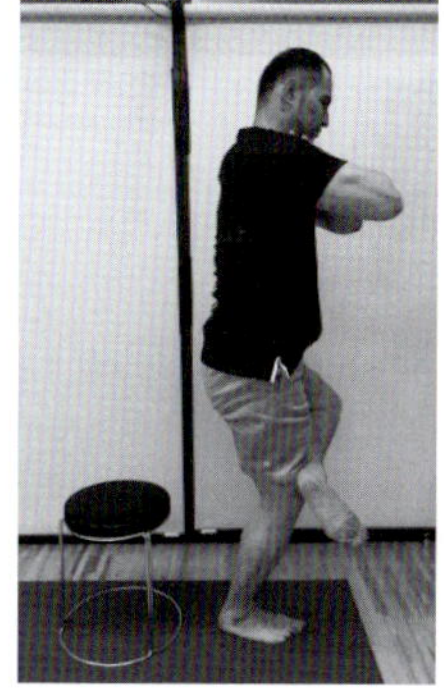
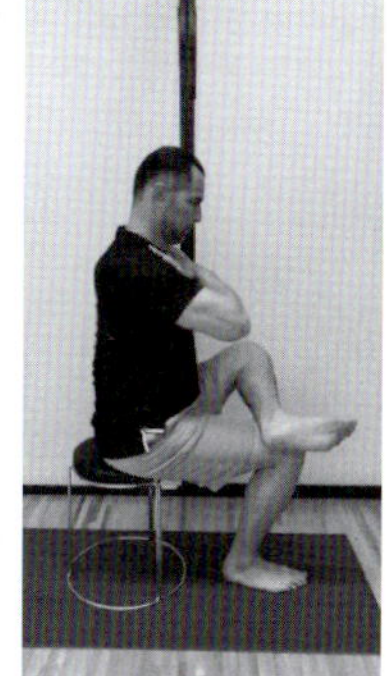
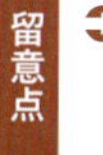

図 下半身の筋力
レベル4の計測

両手を組み，一方の足の外果を膝の上に乗せ，足の裏の位置を変えずに立ち上がり，ゆっくり元の位置に戻れるか確認する．

留意点
- 勢いや反動を使わずに片脚で立ち上がり，ゆっくりと元の位置に戻る．
- 足部の位置をずらさないように保持する．

計測クライテリア

測定側と反対側の外果を測定側の膝の上に乗せた状態で椅子に座り，片脚で立ち上がり，ゆっくり元の位置に戻る．3回のトライアル内で達成できれば加点される．左右それぞれ行う．

計測方法（図）

準 備 両上肢を胸部の前で組み椅子に浅く座り，一方の外果を膝の上に乗せる．

指 示 「その状態から，足の裏の位置を変えず，またバランスを崩さないよう立ち上がり，ゆっくり元の位置に戻ってください．」

評 価

		はい	いいえ
3回のトライアル内で立ち上がり，ゆっくり元の位置に戻ることができる．	左	4点	3点（レベル3の点数となる）
	右	4点	3点（レベル3の点数となる）

下半身の筋力　改善運動（第3章へ）

⑧ウエイトシフト スクワット weight shift squat p.76
⑩片脚スクワット single leg squat with ankle hold p.78

足関節の可動性

ankle mobility

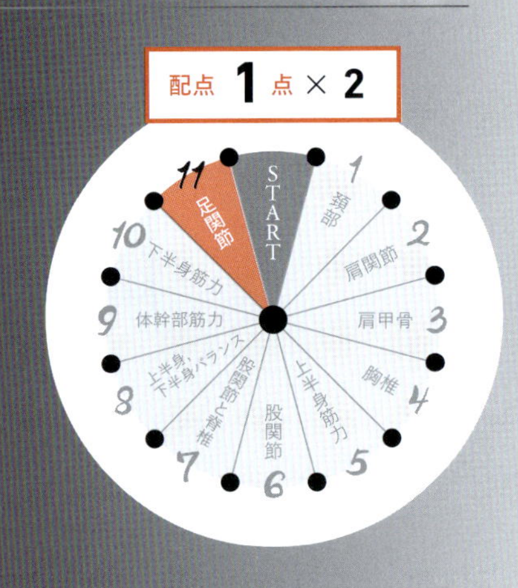

評価項目　足関節背屈の可動性

改善運動　⑫コージ ウォールプッシュ　Koji wall push p.80

評価意義

足関節と足部は，立位姿勢や歩行時に身体の全重量を支える剛性を有する．一方，底背屈，内外がえし，内外の複合運動が可能で，地面との接地面積を調整し，身体を安定させ，バランスを保つ機能も有する[55)]．歩行や走行時には，足関節，足部は地面に力を伝え，動作の推進力伝達を担っている[56)]．また，足関節の底背屈の調整は，歩幅や速度に関連する[57)]．足関節の可動性を保つことは，不均等な地面上でのバランス保持や着地動作時の衝撃吸収に寄与し，足関節から頭側にある関節（膝関節，股関節，脊椎）への負担軽減にも関連する[58)]．以下に足関節背屈の可動性のスクリーニング方法を示す．

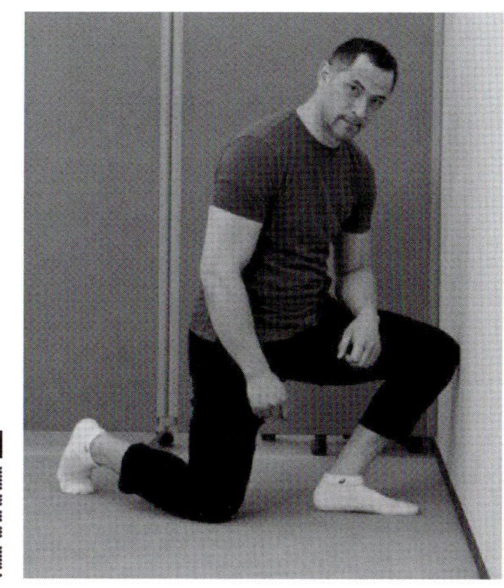

図　足関節の可動性の計測

壁から握り拳1個分のところにつま先を置き，踵が浮かないよう，膝を壁につけることができるか確認する．

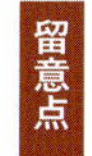

- **踵を浮かさない．**
- **膝とつま先の向きを一致させたまま行う．**

機能低下と制限因子

足関節背屈の可動性低下は，足関節捻挫をはじめとする足関節，足部の外傷後の代表的な後遺症である[59]．足関節の可動性が低下すると，日常生活では階段昇降の制限，スポーツ動作ではジャンプ着地やサイドステップ時に膝に加わるストレスが増え，様々な障害，外傷の発生リスクを高める[60]．

計測クライテリア

踵が浮かないように膝を壁につけることができれば，点数が加算される．左右それぞれ行う．

計測方法（図）

準備　壁の前で，壁から握り拳1個分のところにつま先を置く．

指示　「そのまま踵が浮かないように，膝を壁につけてください．」

評価

		はい	いいえ
踵を浮かさずに，膝を壁につけることができる．	左	1点	0点
	右	1点	0点

足関節の可動性　改善運動（第3章へ）

⑫コージ ウォールプッシュ　Koji wall push　p.80

文献

1) Mendes Fernandes, T et al : A randomized controlled trial on the effects of "Global Postural Re-education" versus neck specific exercise on pain, disability, postural control, and neuromuscular features in women with chronic non-specific neck pain. Eur J Phys Rehabil Med 59 : 42-53, 2023
2) Tsunoda, D et al : Associations between neck and shoulder pain (called katakori in Japanese) and sagittal spinal alignment parameters among the general population. J Orthop Sci 18 : 216-219, 2013
3) Ishida, H et al : Correlation between neck slope angle and deep cervical flexor muscle thickness in healthy participants. J Bodyw Mov Ther 19 : 717-721, 2015
4) Blomgren, J et al : Effects of deep cervical flexor training on impaired physiological functions associated with chronic neck pain : a systematic review. BMC Musculoskelet Disord 28 : 415, 2018
5) Kibler, WB : The role of the scapula in athletic shoulder function. Am J Sports Med 26 : 325-337, 1998
6) Takenaga, T et al : Posterior shoulder capsules are thicker and stiffer in the throwing shoulders of healthy college baseball players : a quantitative assessment using shear-wave ultrasound elastography. Am J Sports Med 43 : 2935-2942, 2015
7) Tooth, C et al : Risk factors of overuse shoulder injuries in overhead athletes : a systematic review. Sports Health 12 : 478-487, 2020
8) Voight, ML et al : The role of the scapula in the rehabilitation of shoulder injuries. J Athl Train 35 : 364-372, 2000
9) Moezy, A et al : The effects of scapular stabilization based exercise therapy on pain, posture, flexibility and shoulder mobility in patients with shoulder impingement syndrome : a controlled randomized clinical trial. Med J Islam Repub Iran 28 : 87, 2014
10) Ludewig, PM et al : The association of scapular kinematics and glenohumeral joint pathologies. J Orthop Sports Phys Ther 39 : 90-104, 2009
11) Kopkow, C et al : Interrater reliability of the modified scapular assistance test with and without handheld weights. Man Ther 20 : 868-874, 2015
12) Kibler, WB et al : Current concepts : scapular dyskinesis. Br J Sports Med 44 : 300-305, 2010
13) Yuksel, E et al : Scapular stabilization exercise training improves treatment effectiveness on shoulder pain, scapular dyskinesis, muscle strength, and function in patients with subacromial pain syndrome : a randomized controlled trial. J Bodyw Mov Ther 37 : 101-108, 2024
14) Cools, AM et al : Rehabilitation of scapular dyskinesis : from the office worker to the elite overhead athlete. Br J Sports Med 48 : 692-697, 2014
15) Lipton, RB et al : Prevalence and burden of migraine in the United States : data from the American Migraine Study II. Headache 41 : 646-657, 2001
16) Goetzel, RZ et al : Health, absence, disability, and presenteeism cost estimates of certain physical and mental health conditions affecting U.S. employers. J Occup Environ Med 46 : 398-412, 2004
17) Aronsson, G et al : Sick but yet at work. An empirical study of sickness presenteeism. J Epidemiol Community Health 54 : 502-509, 2000
18) Yanai, T et al : Proximal to distal sequencing impacts on maximum shoulder joint angles and the risk of impingement in baseball pitching involving a scapular independent thoracohumeral model. Scand J Med Sci Sports 33 : 1322-1334, 2023
19) Hunter, DJ et al : Relationship between shoulder impingement syndrome and thoracic posture. Phys Ther 100 : 677-686, 2020
20) Yasuda, T et al : Effects of thoracic spine self-mobilization on patients with low back pain and lumbar hypermobility : a randomized controlled trial. Prog Rehabil Med 8 : 20230022, 2023
21) Aguinaldo, AL et al : Effects of upper trunk rotation on shoulder joint torque among baseball pitchers of various levels. J Appl Biomech 23 : 42-51, 2007
22) Sepehri, S et al : The effect of various therapeutic exercises on forward head posture, rounded shoulder, and hyperkyphosis among people with upper crossed syndrome : a systematic review and meta-analysis. BMC Musculoskelet Disord 25 : 105, 2024
23) Javdaneh, N et al : Focus on the scapular region in the rehabilitation of chronic neck pain is effective in improving the symptoms : a randomized controlled trial. J Clin Med 10 : 3495, 2021
24) Zhong, Z et al : Effect of scapular stabilization exercises on subacromial pain (impingement) syndrome : a systematic review and meta-analysis of randomized controlled trials. Front Neurol 15 : 1357763, 2024
25) Bowman, KF Jr et al : A clinically relevant review of hip biomechanics. Arthroscopy 26 : 1118-1129, 2010
26) Ford, KR et al : An evidence-based review of hip-focused neuromuscular exercise interventions to address dynamic lower extremity valgus. Open Access J Sports Med 6 : 291-303, 2015
27) Powers, CM : The influence of abnormal hip mechanics on knee injury : a biomechanical perspective. J Orthop Sports Phys Ther 40 : 42-51, 2010
28) Chang, C et al : Anatomy, bony pelvis and lower limb : piriformis muscle. In : StatPearls [Internet], 2023
29) Reiman, MP et al : Restricted hip mobility : clinical suggestions for self-mobilization and muscle re-education. Int J Sports Phys Ther 8 : 729-740, 2013
30) Souza, RB et al : Differences in hip kinematics, muscle strength, and muscle activation between subjects with and without patellofemoral pain. J Orthop Sports Phys Ther 39 : 12-19, 2009
31) Brindle, TJ et al : Electromyographic changes in the gluteus medius during stair ascent and descent in subjects with anterior knee pain. Knee Surg Sports Traumatol Arthrosc 11 : 244-251, 2003
32) Kolber, MJ et al : Addressing flexibility of the rectus femoris in the athlete with low back pain. Strength Cond J 27 : 66-73, 2005

33) Winters, MV et al : Passive versus active stretching of hip flexor muscles in subjects with limited hip extension : a randomized clinical trial. Phys Ther 84 : 800-807, 2004
34) Kuo, YL et al : Lumbofemoral rhythm during active hip flexion in standing in healthy older adults. Man Ther 15 : 88-92, 2010
35) Avman, MA et al : Is there an association between hip range of motion and nonspecific low back pain? A systematic review. Musculoskelet Sci Pract 42 : 38-51, 2019
36) van Dyk, N et al : Including the Nordic hamstring exercise in injury prevention programmes halves the rate of hamstring injuries : a systematic review and meta-analysis of 8459 athletes. Br J Sports Med 53 : 1362-1370, 2019
37) Itotani, K et al : Myofascial release of the hamstrings improves physical performance-a study of young adults. Healthcare (Basel) 9 : 674, 2021
38) Shamsi, M et al : Modeling the effect of static stretching and strengthening exercise in lengthened position on balance in low back pain subject with shortened hamstring : a randomized controlled clinical trial. BMC Musculoskelet Disord 21 : 809, 2020
39) Acasio, JC et al : Associations between trunk postural control in walking and unstable sitting at various levels of task demand. J Biomech 75 : 181-185, 2018
40) Sasaki, S et al : The Relationship between performance and trunk movement during change of direction. J Sports Sci Med 10 : 112-118, 2011
41) Vellas, BJ et al : One-leg standing balance and functional status in a population of 512 community-living elderly persons. Aging (Milano) 9 : 95-98, 1997
42) Kageyama, M et al : Kinematic and kinetic profiles of trunk and lower limbs during baseball pitching in collegiate pitchers. J Sports Sci Med 13 : 742-750, 2014.
43) Wikstrom, EA et al : Bilateral balance impairments after lateral ankle trauma : a systematic review and meta-analysis. Gait Posture 31 : 407-414, 2010
44) Willems, TM et al : Intrinsic risk factors for inversion ankle sprains in male subjects : a prospective study. Am J Sports Med 33 : 415-423, 2005
45) Kibler, WB et al : The role of core stability in athletic function. Sports Med 36 : 189-198, 2006
46) Willardson, JM : Core stability training : applications to sports conditioning programs. J Strength Cond Res 21 : 979-985, 2007
47) Reed, CA et al : The effects of isolated and integrated 'core stability' training on athletic performance measures : a systematic review. Sports Med 42 : 697-706, 2012
48) Stuber, KJ et al : Core stability exercises for low back pain in athletes : a systematic review of the literature. Clin J Sport Med 24 : 448-456, 2014
49) Chang, WD : Core strength training for patients with chronic low back pain. J Phys Ther Sci 27 : 619-622, 2015
50) Hasegawa, R et al : Threshold of lower body muscular strength necessary to perform ADL independently in community-dwelling older adults. Clin Rehabil 22 : 902-910, 2008
51) Butcher, SJ et al : The effect of trunk stability training on vertical takeoff velocity. J Orthop Sports Phys Ther 37 : 223-231, 2007
52) Homan, KJ et al : The influence of hip strength on gluteal activity and lower extremity kinematics. J Electromyogr Kinesiol 23 : 411-415, 2013
53) Łapszo, J et al : Balance control contributors - the relationships between leg strength and balance control ability in seniors. Acta Bioeng Biomech 14 : 3-8, 2012
54) Buracchio, TJ et al : Executive function predicts risk of falls in older adults without balance impairment. BMC Geriatr 11 : 74, 2011
55) Perrin, PP et al : Ankle trauma significantly impairs posture control--a study in basketball players and controls. Int J Sports Med 18: 387-392, 1997
56) Lipfert, SW et al : Impulsive ankle push-off powers leg swing in human walking. J Exp Biol 217(Pt 8) : 1218-1228, 2014
57) Eerdekens, M et al : The impact of walking speed on the kinetic behaviour of different foot joints. Gait Posture 68 : 375-381, 2019
58) Begalle, RL et al : Ankle dorsiflexion displacement during landing is associated with initial contact kinematics but not joint displacement. J Appl Biomech 31 : 205-210, 2015
59) Hoch, MC et al : The effectiveness of mobilization with movement at improving dorsiflexion after ankle sprain. J Sport Rehabil 19 : 226-232, 2010
60) Taylor, JB et al : Ankle dorsiflexion affects hip and knee biomechanics during landing. Sports Health 14 : 328-335, 2022

第3章

運動機能への介入

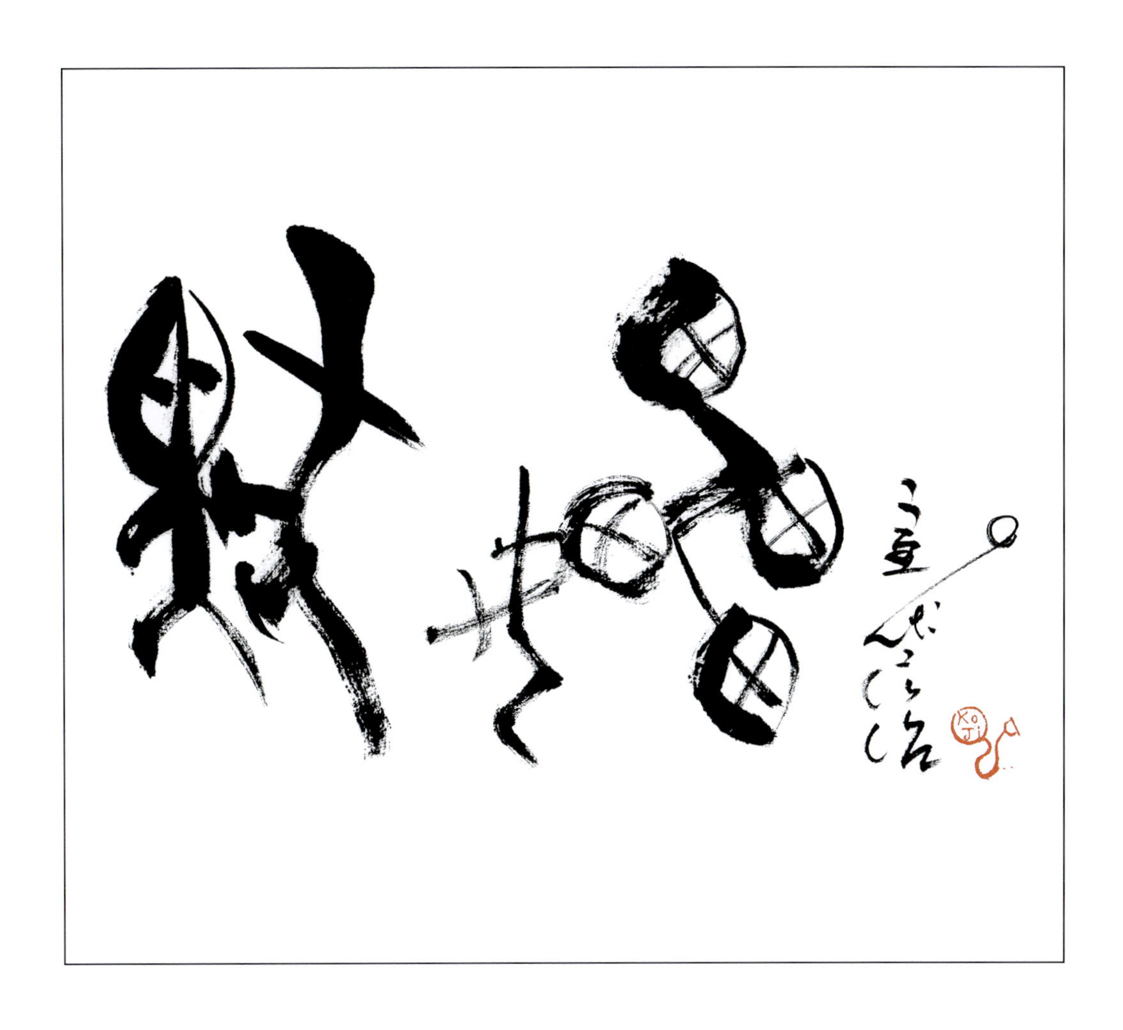

黙如雷

「沈黙は雷の如し」という言葉は，外見は静かであっても，その静けさの中に潜む大きな力や変化，力の蓄えを象徴するものでもある．適切な介入を通じて，沈黙の中に秘められた力が表に現れるという考え方は，トレーニングの理念に結びつく．

改善運動の特徴

一般的に体操（ラジオ体操等）は，参加者全員が同じ課題を行うことが多い．しかし，Koji Awareness改善運動においては，個々のスクリーニング評価の項目に対応したエクササイズ（改善運動）が設計されている．スクリーニング評価で減点のあった項目の改善運動を実施することを推奨するものである．一人ひとりの問題点にマッチし，カスタマイズされた介入方法である．動作を正確に行うほど効果が高いが，無理をせず，ゆっくりと丁寧に取り組むことが重要である．過剰な努力は代償動作を誘発する．エクササイズは，呼吸を止めず，痛みのない範囲で無理なくゆっくり行う

改善運動一覧

改善運動1　弓矢のポーズ　archers rotation
改善運動2　パイソンスクイーズ　python squeeze
改善運動3　ウォールリバースプッシュ　wall reverse push
改善運動4　ウォールエンジェルスライダー　wall angel slider
改善運動5　フラメンコ胸郭回旋　flamenco thoracic spine rotation
改善運動6　ウエイトシフト ウォールプッシュ　weight shift wall push
改善運動7　横坐りからの立ち上がり　side sitting to lift up
改善運動8　ウエイトシフト スクワット　weight shift squat
改善運動9　ストレートレッグ ローワリング　straight leg lowering
改善運動10　片脚スクワット　single leg squat with ankle hold
改善運動11　ストレートレッグ ローワリング45　straight leg lowering 45
改善運動12　コージ ウォールプッシュ　Koji wall push

対照表

評価	改善運動
1 頚部の可動性	① 弓矢のポーズ ② パイソンスクイーズ
2 肩関節の可動性	③ ウォールリバースプッシュ
3 肩甲骨の可動性	④ ウォールエンジェルスライダー
4 胸椎の可動性	⑤ フラメンコ胸郭回旋
5 上半身の筋力	⑥ ウエイトシフト ウォールプッシュ
6 股関節の可動性	⑦ 横坐りからの立ち上がり ⑧ ウエイトシフト スクワット
7 股関節と脊椎の可動性	⑨ ストレートレッグ ローワリング（前屈） ⑩ 片脚スクワット（後屈）
8 上半身と下半身の可動性とバランス	⑩ 片脚スクワット
9 体幹部の筋力	⑪ ストレートレッグ ローワリング45
10 下半身の筋力	⑧ ウエイトシフト スクワット ⑩ 片脚スクワット
11 足関節の可動性	⑫ コージ ウォールプッシュ

①弓矢のポーズ

archers rotation

対象 下記の項目で減点があった場合に行う

評価1 頚部の可動性 p.17

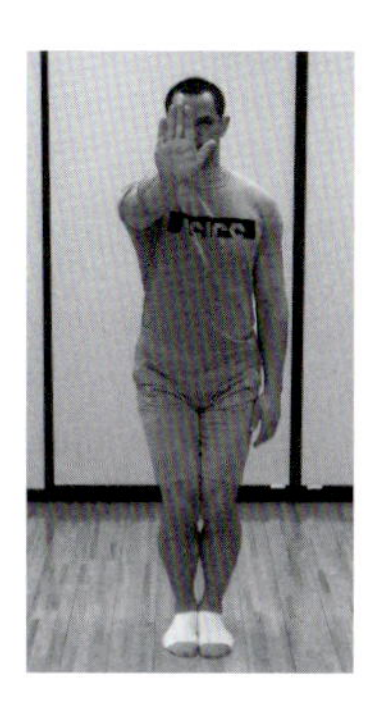
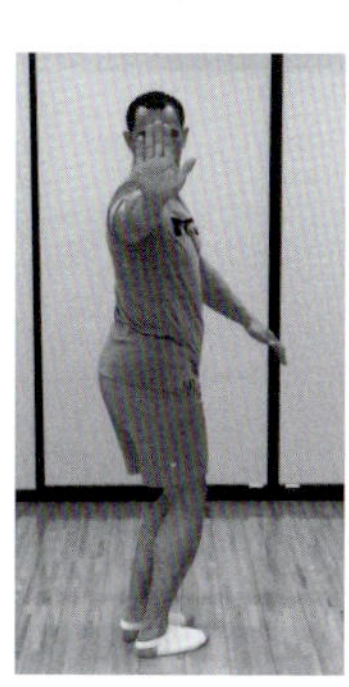
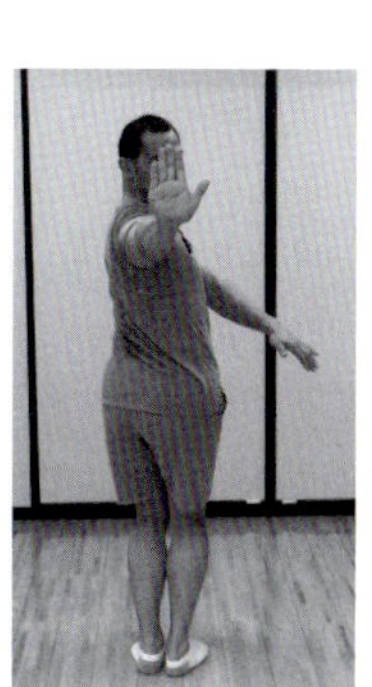
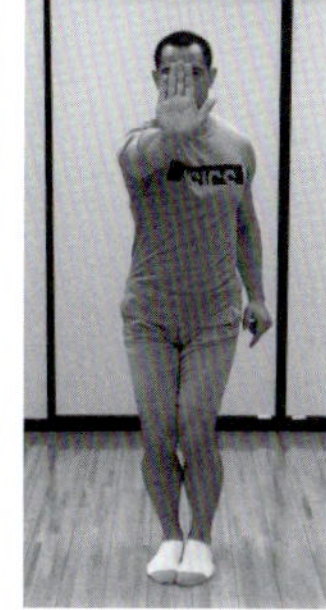

図 弓矢のポーズ
手と顔の位置を固定したまま身体を回旋させることで，頚部の可動域を広げる．

運動目的

頚部の可動性改善（屈曲，伸展，側屈，回旋）．

運動方法（図）

1. 軽く腰を落とした状態で立ち，片側の肩関節90度屈曲・肘関節伸展位をとる．手関節は背屈し，手背が顔の前にくるよう位置する．
2. 挙上した手と顔の位置を固定したまま，上肢を挙上した側と反対方向に小刻みに足踏みをしながら，腰を落とした状態で全身を回転させる．
3. 挙上した側の手と顔の位置を固定したまま，ゆっくりと元の位置まで戻る．
4. 反対も同様に，上記1～3の手順で繰り返し行う．

回数・セット数 6～8回・2～3セット．

Point

小刻みに足を動かし，最も身体が回旋した状態が弓矢を引くような姿勢になることから，このエクササイズを弓矢のポーズ（archers rotation）と呼ぶ．通常は，身体を止めて頭を動かすストレッチが主流だが，その場合には頚部周囲筋の過剰な収縮が生じやすい．弓矢のポーズでは，頭部の動きを止め小刻みに足踏みしながら下半身を回旋させることで，結果として頚部の回旋運動を生じさせる．そのため，頚部周囲の過剰な筋収縮を抑制でき，リラックスした状態で，頚部の運動を可能にする．

②パイソンスクイーズ

python squeeze

対象　下記の項目で減点があった場合に行う

評価1　頸部の可動性 p.17

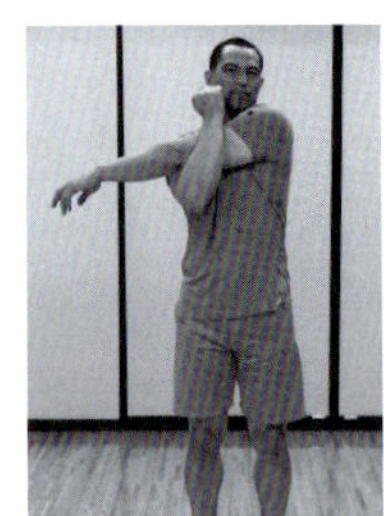
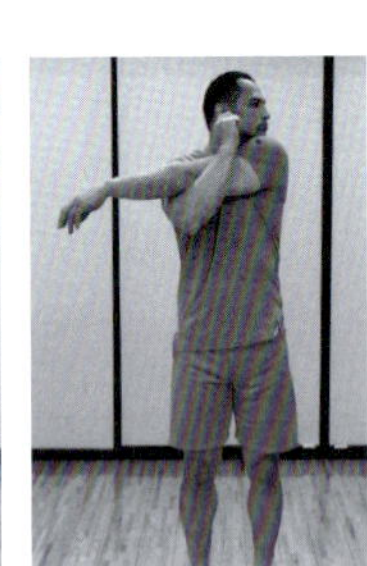
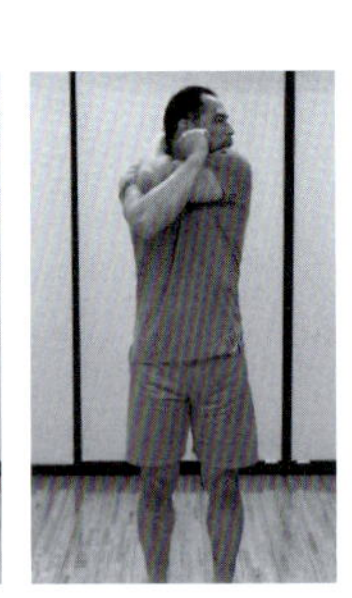
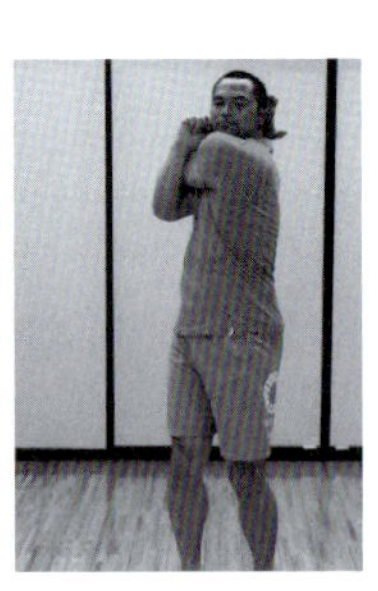
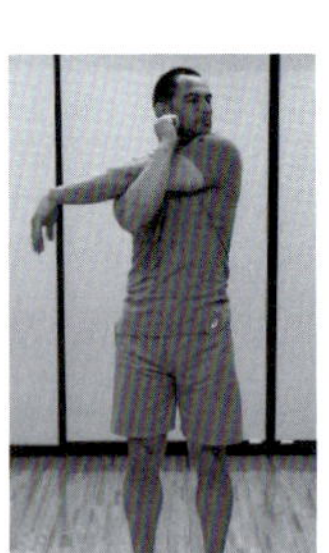
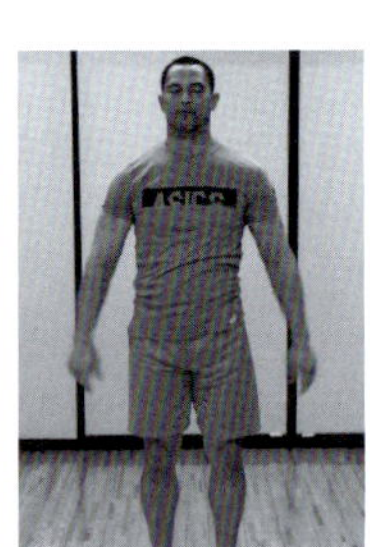

図　**パイソンスクイーズ**
自らの腕を首まわりに絡めていき，ゆっくりと頸部や肩，胸椎の筋群をストレッチする．

運動目的

頸部の可動性改善(屈曲，伸展，側屈，回旋)．

運動方法(図)

1. リラックスした状態で直立を保持する．
2. 片方の上肢を水平内転し，反対側の上肢を使用して胸の前で交差するように抱え込む．
3. 抱えられている(水平内転している上肢)側に，頸部をできるだけ回旋する．抱えている側の手で耳をつまみ，頸部を固定する．つまめない場合は，手をできるかぎり耳に近づける．
4. 抱えられている(水平内転している上肢)側の肘を屈曲し，手掌面で後頭部に触れる．
5. そのままの姿勢で，つまんでいる耳のほうに体幹を回旋し，伸張感のあるところでしばらくキープしてストレッチする．
6. ストレッチ後，まずは体幹の回旋を戻して，次に腕をほどき，最後に頸部の回旋をゆっくりと戻す．一気に力を抜くのではなく，できるだけゆっくり，呼吸を整えながら順番に元の姿勢に戻す．
7. 反対も同様に，上記1～6の手順で繰り返し行う．

秒数・セット数　20～30秒・2～3セット．

③ウォール リバースプッシュ

wall reverse push

対象 下記の項目で減点があった場合に行う

評価2 肩関節の可動性 p.23

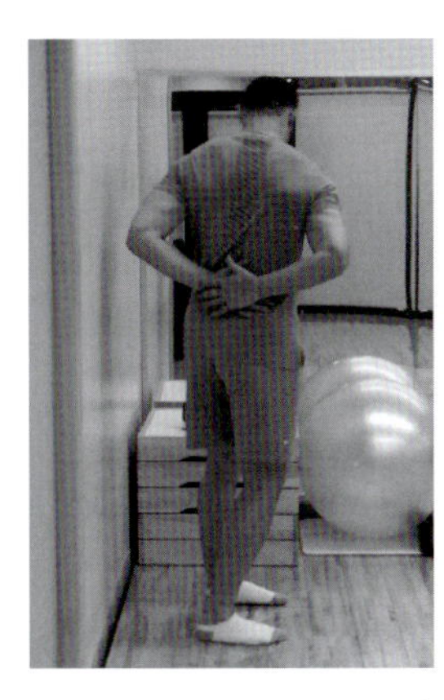
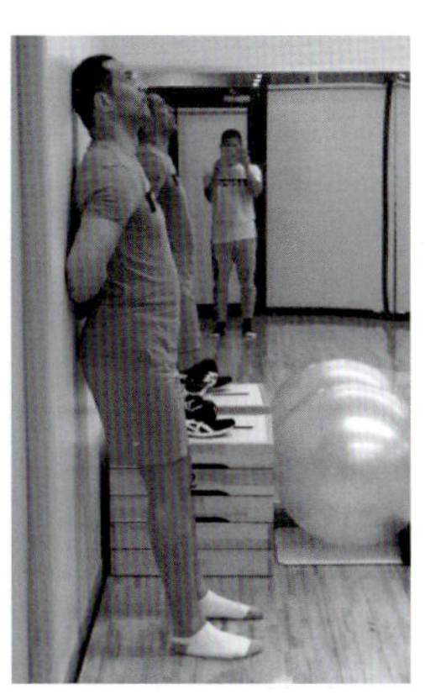
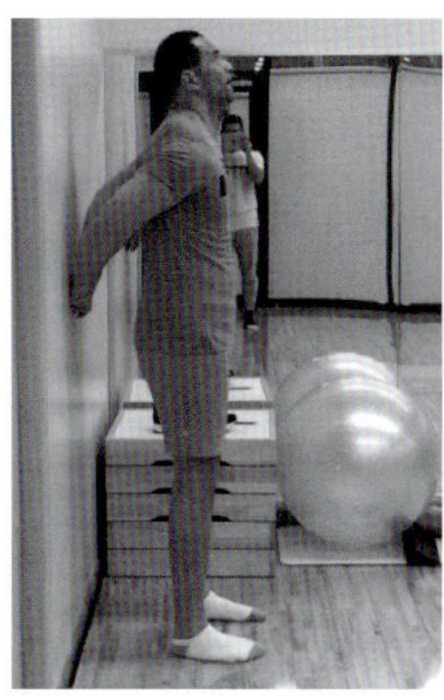
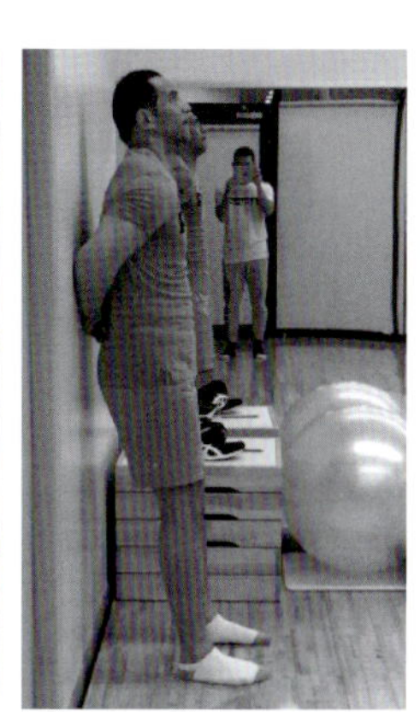

図 **ウォールリバースプッシュ**

手を重ねて腰につけ，壁に寄りかかり，手掌面で壁を押すことで肩関節の可動性の改善を図る．

運動目的

肩関節の可動性改善．

運動方法(図)

1. 壁から1足分離れて立ち，重ねた手の手背面を腰につけて壁に寄りかかる(壁に接している手と同側の肩へのアプローチ)．
2. 手掌面で壁を押しながら，身体を壁からできるだけ遠くまで離す．この際に手掌面は壁から離れないように留意する．
3. ゆっくりと元の位置まで戻る．
4. 重ねる手を入れ替えて，同様に上記1～3の手順で繰り返し行う．

回数・セット数 6～8回・2～3セット．

④ウォールエンジェルスライダー

wall angel slider

対象　下記の項目で減点があった場合に行う

評価3　肩甲骨の可動性 p.25

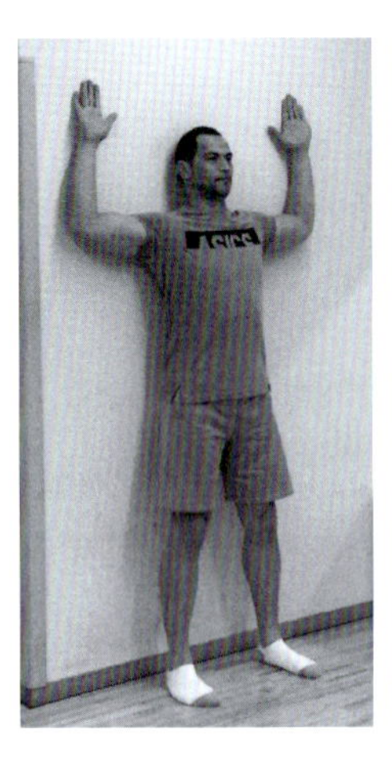
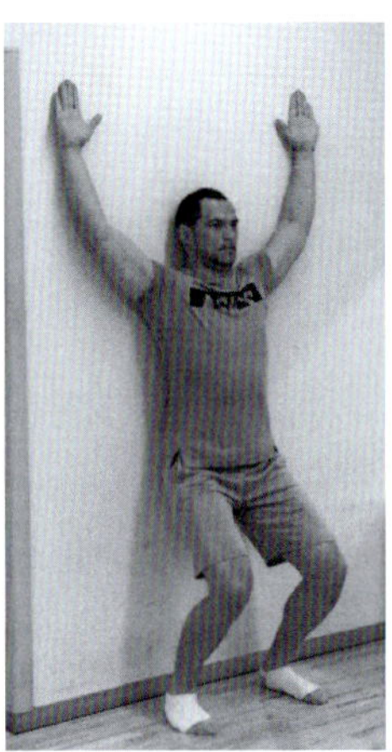
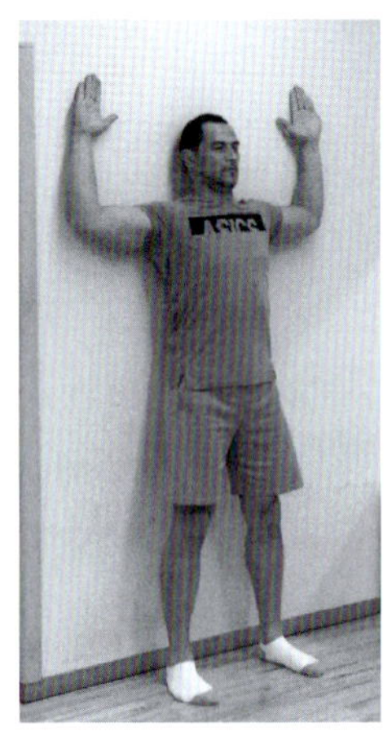

図　ウォールエンジェルスライダー

壁につけた手の位置をずらさずに身体を上げ下げすることで，肩甲骨と肩まわりの動きを引き出す．

運動目的

肩甲骨の可動性改善．

運動方法（図）

1. 壁から握り拳1個分離れたところに足部を位置して立ち，壁に背部全体をつける．肩関節水平外転・両肘関節90度屈曲位で，肘と前腕，手背部が壁についた状態を保持する．
2. 手の位置をずらさずに，肘，前腕，手背部，背中が壁から離れないよう注意しながら，下肢を屈曲して最大限体幹を下降させる．
3. 手の位置をずらさずにゆっくりと元の位置まで戻る．
4. 上記1～3の手順で繰り返し行う．

回数・セット数　6～8回・2～3セット．

⑤フランメンコ胸郭回旋

flamenco thoracic spine rotation

対象 下記の項目で減点があった場合に行う

評価4 胸椎の可動性 p.27

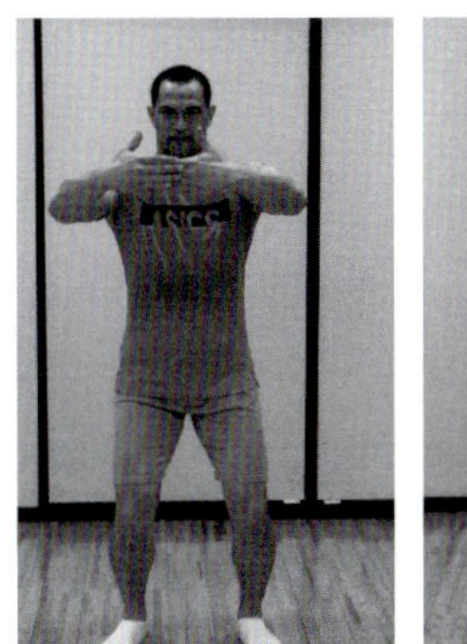
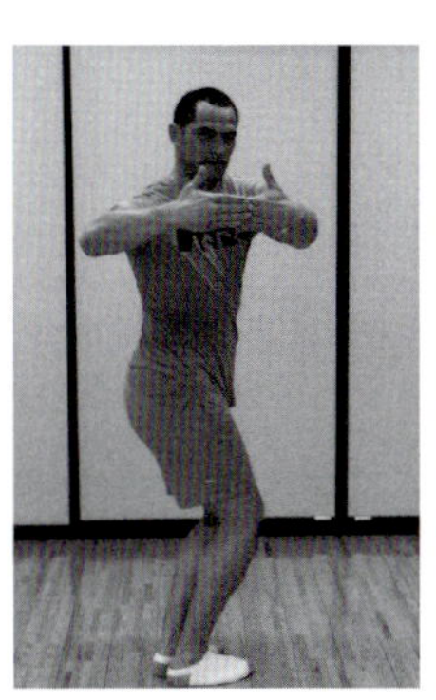
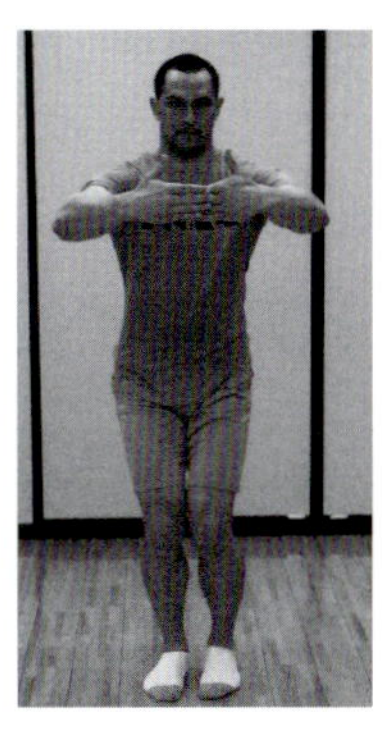
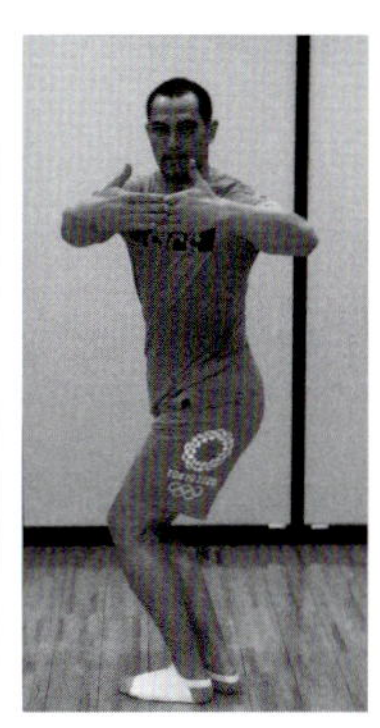
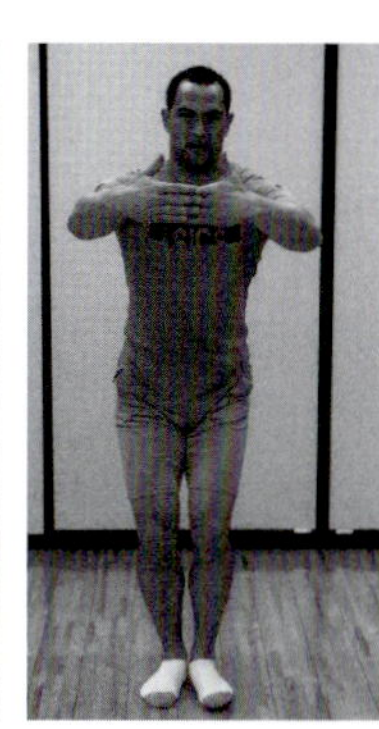

図 フラメンコ胸郭回旋

両腕で胸の前に床面と水平に円をつくり，その円の形を崩さずに身体を回転させることで胸まわりの可動性の改善を図る．

運動目的

胸椎の可動性改善．

運動方法（図）

1. 両腕で胸の前に円をつくり，軽く腰を落とした状態で立つ．手はもう一方の手に重ねる．
2. 円の形を崩さないように保持し，顔の位置を固定した状態で，小刻みに足踏みしながら身体を一方向にできるだけ回転させる．
3. 円を崩さないまま，元の位置に戻る．
4. 反対も同様に，上記1～3の手順で繰り返し行う．

回数・セット数 6～8回・2～3セット．

⑥ウエイトシフトウォールプッシュ

weight shift wall push

対象　下記の項目で減点があった場合に行う

評価5　上半身の筋力 p.32

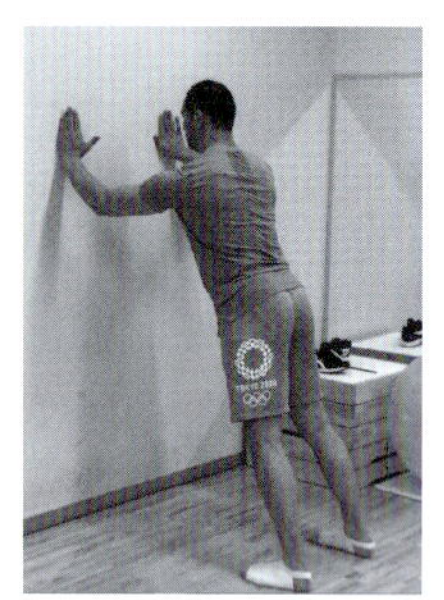
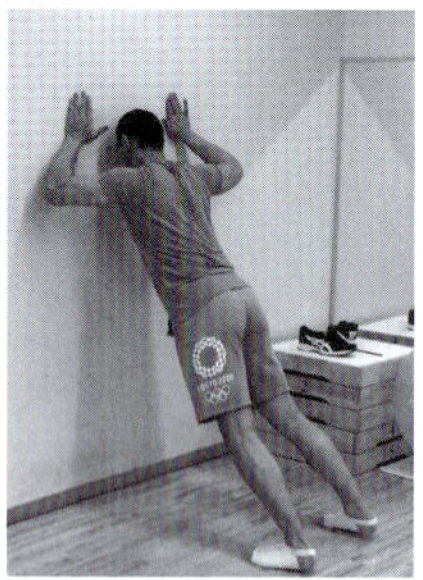
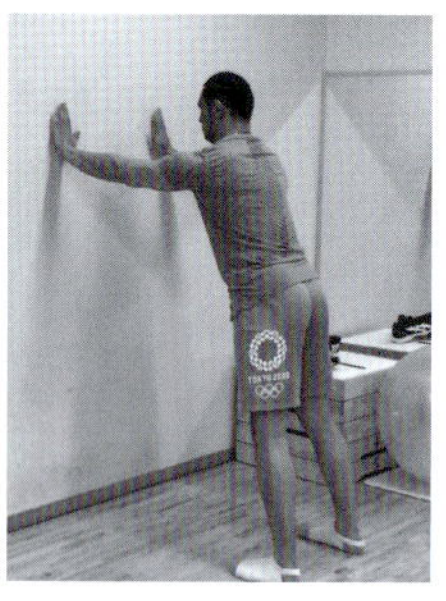
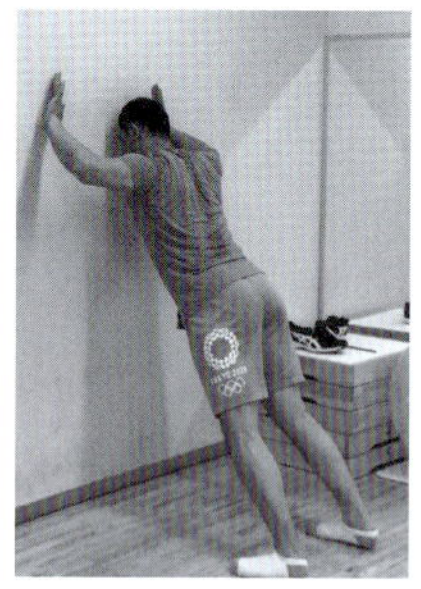
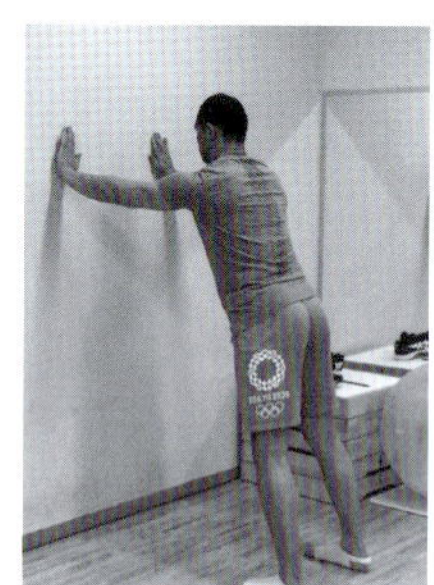

図　**ウエイトシフト ウォールプッシュ**

壁についた両手をそれぞれ別々に外側(小指側)，内側(母指側)に寄せた状態での腕立て伏せを行うことで，通常の壁を使った腕立て伏せ運動よりも，姿勢コントロールを要する．この腕立て伏せ運動は，1回ごとに左右両手の外側(小指側)，内側(母指側)を切り替えて運動することから，姿勢変化による肩甲骨周囲の活動増加に加えて，橈骨神経や尺骨神経支配領域への表在感覚，固有受容感覚刺激を通して感覚刺激を促通し，効果的に筋力向上を図ることが期待できる．さらには，スポーツや日常においての肘や肩，肩甲骨周囲の安定にも結びつく．

Note

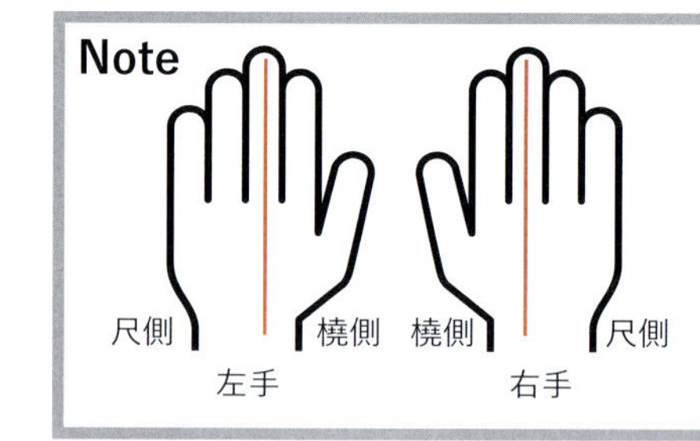

ここでは，解剖学的には橈側，尺側と分けて説明されている．一方，通常身体の中心線を境に身体の左右が分けられると考えられているが，左手にも左右が存在し，右手にも左右が存在する概念から，この改善運動を着想した．

運動目的

上半身の筋力強化．

運動方法(図)

1. 壁から3足分離れたところに足部を位置して立つ．両手を肩幅ほどに開いて，両手どちらかは外側(小指側)，どちらかは内側(母指側)を顔の前で壁につける．この際，しっかりと外側(小指側)，内側(母指側)を強調するために，壁につけたほうと反対の手掌外側が軽く浮くようにする．
2. 頭から踵まで一直線となるように真っ直ぐ，外側(小指側)，内側(母指側)の壁への圧力を均等に保ちながら，左右の肩のラインを壁と平行に保ちつつ上肢の肘関節をゆっくりと屈曲して体幹を壁に近づける．
3. ゆっくりと元の位置に戻る．
4. 上記1～3の手順で繰り返し行うが，一度ごとに外側(小指側)，内側(母指側)を，左右反転し切り替えて行う．

回数・セット数　6～8回・2～3セット．

⑦横坐りからの立ち上がり

side sitting to lift up

対象 下記の項目で減点があった場合に行う

評価6 股関節の可動性 p.37

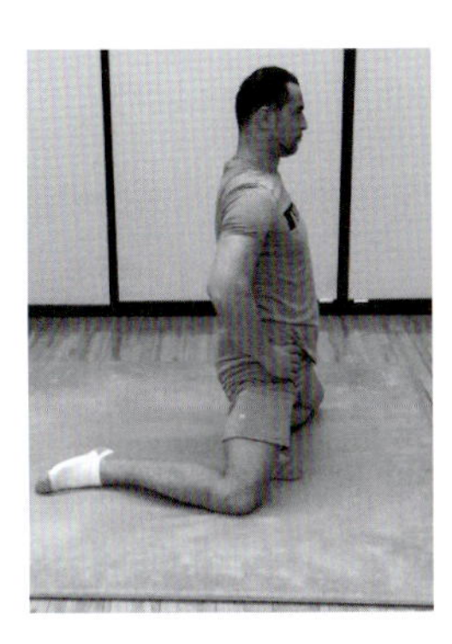
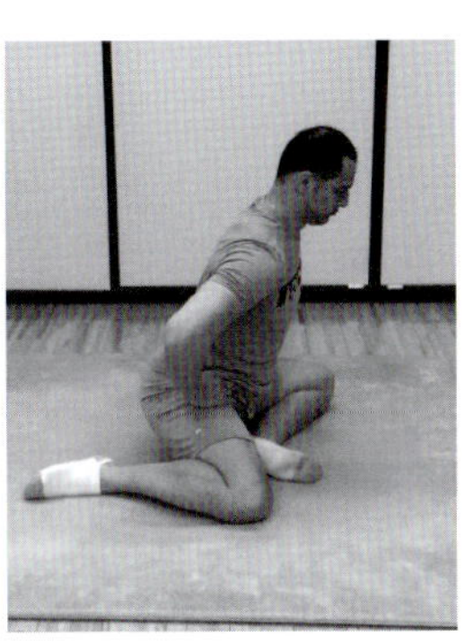
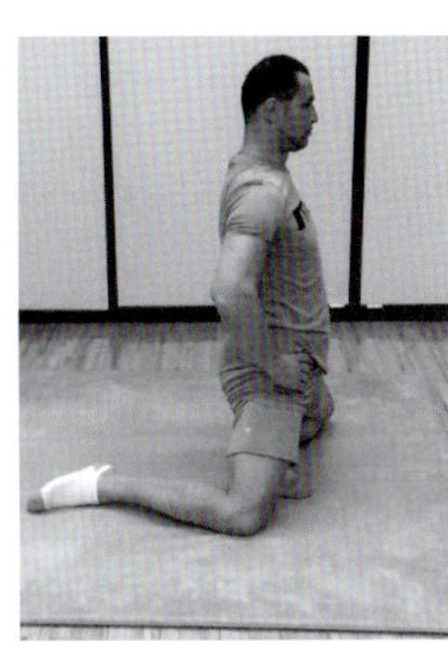

図 **横坐りからの立ち上がり**

横坐りの上下運動で股関節の動きを引き出し，股関節の可動性の改善を図る.

運動目的

股関節の可動性改善.

運動方法（図）

1. 両膝立ちになり，一方の股関節を外転外旋させる．股関節外転外旋した側の足底が反対側の膝内側の近くに位置するようにして開始肢位をとる.
2. 開始肢位から上半身を起こした状態で，ゆっくり股関節を屈曲し，殿部が床に触れる直前まで下降する.
3. ゆっくりと元の位置に戻る.
4. 反対も同様に，上記1～3の手順で繰り返し行う.

回数・セット数 6～8回・2～3セット.

⑧ウエイトシフト スクワット

weight shift squat

対象　下記の項目で減点があった場合に行う

評価6　股関節の可動性 p.37

評価10　下半身の筋力 p.57

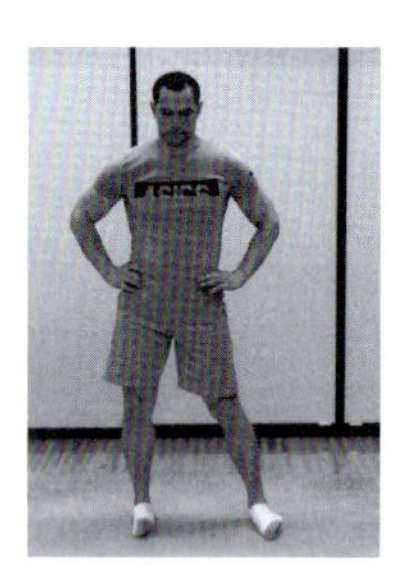
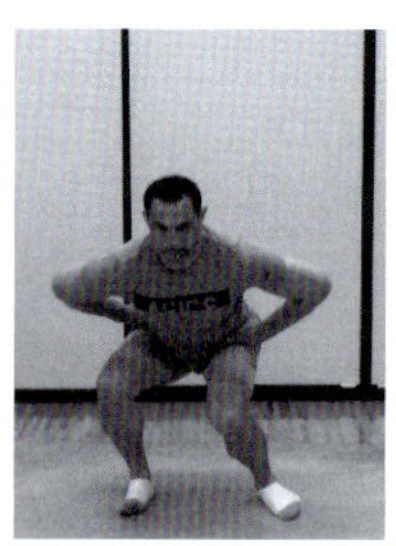
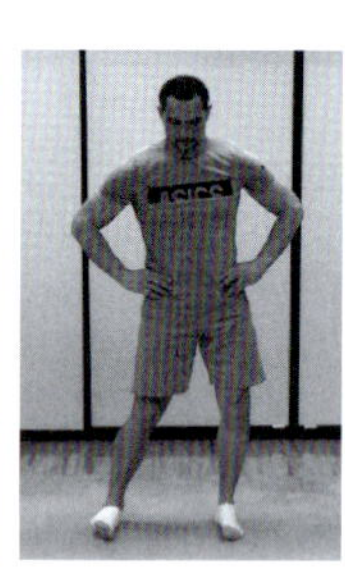
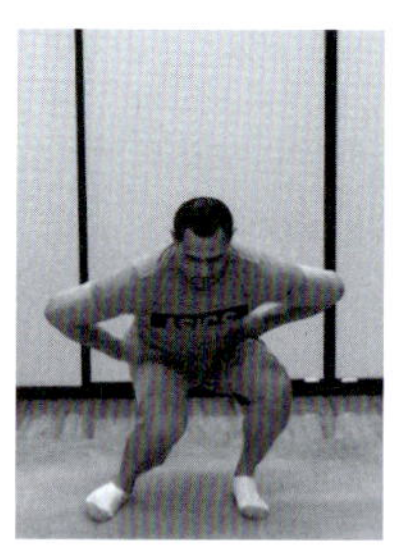

図　ウエイトシフト スクワット

体重を側方に寄せた状態でスクワットの運動を行うことで，股関節の動きの改善と下肢の筋力の向上を図る．足底部の神経支配は，内側足底神経，外側足底神経，脛骨神経などに分かれている．足底部への圧のかけ方によって，それぞれ支配する部位の表在感覚や固有感覚を刺激し，姿勢や筋・関節のコントロールを変化させることができるため，圧を変化させてトレーニングすることは重要である．

Note

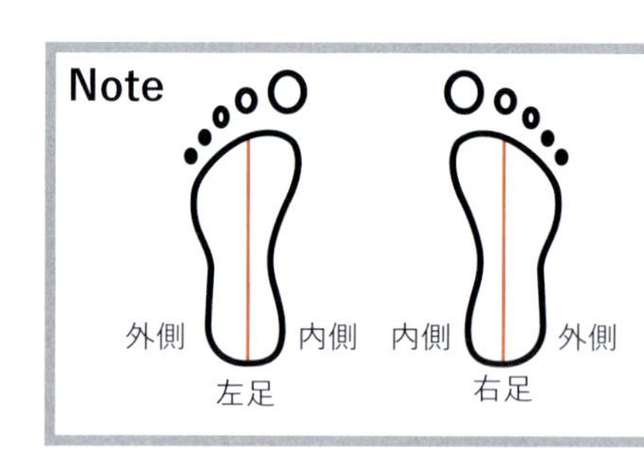

ここでは，解剖学的には外側，内側と分けて説明されている．一方，通常身体の中心線を境に身体の左右が分けられると考えられているが，左足にも左右が存在し，右足にも左右が存在する概念から，この改善運動を着想した．

運動目的

股関節の可動性改善．
下肢，殿部の筋力強化．

運動方法（図）

1. 直立で脚を肩幅ほどに開き，両足裏側のどちらかを外側（小趾側），どちらかを内側（母趾側）に体重を寄せる．その際それぞれ，内側（母趾側），外側（小趾側）を浮かしながら，両足に可能な限り均等に荷重をかける．
2. 上記の姿勢で，骨盤水平位を保持したまま，ゆっくりとできる範囲で下肢を屈曲して重心を下降する．最大限下降した後に，左右の荷重を可能な限り均等に保つように，骨盤水平位を保持し，ゆっくりと元の姿勢に戻る．
3. 次に，両足部の荷重位置を入れ替えて同様の運動を行う．
4. 上記1～3の手順で繰り返し行う．

回数・セット数　6～8回・2～3セット．

⑨ストレートレッグローワリング

straight leg lowering

対象　下記の項目で減点があった場合に行う

評価7　股関節と脊椎の可動性(前屈) p.43

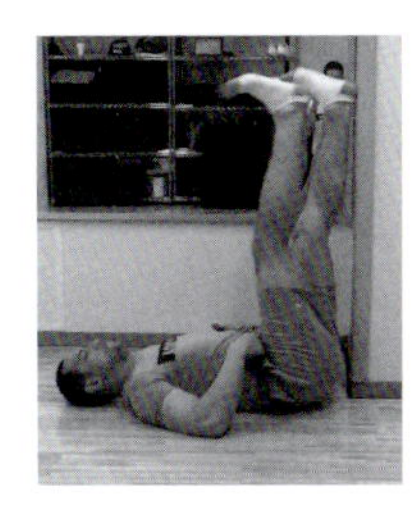
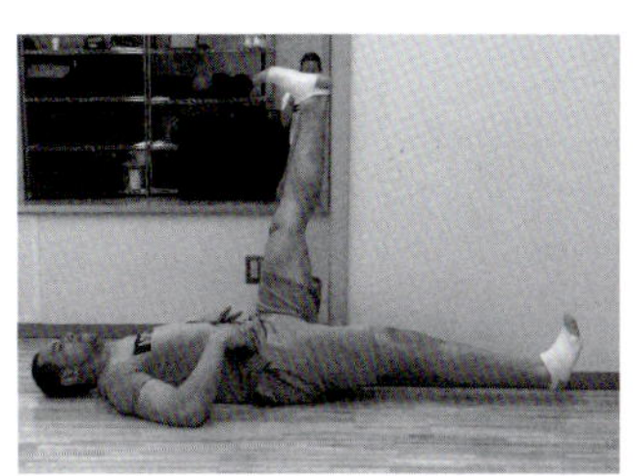
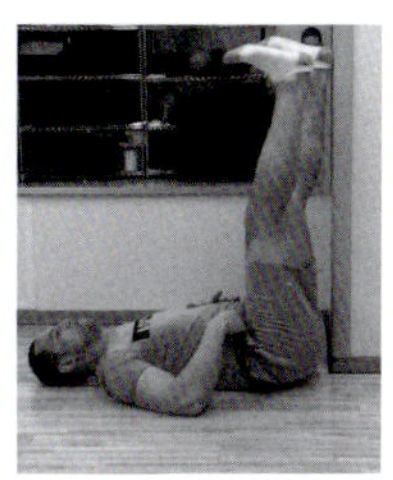
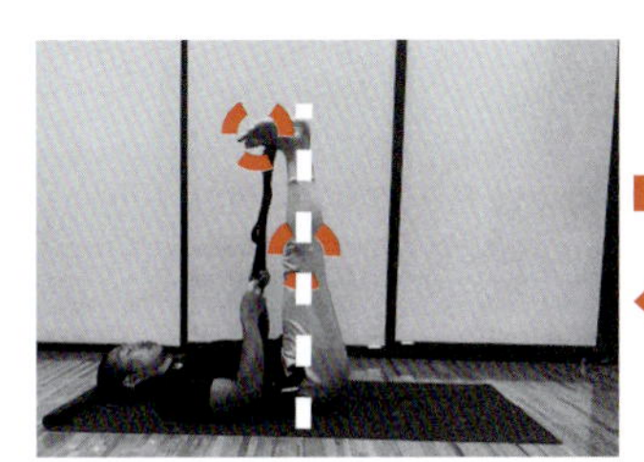
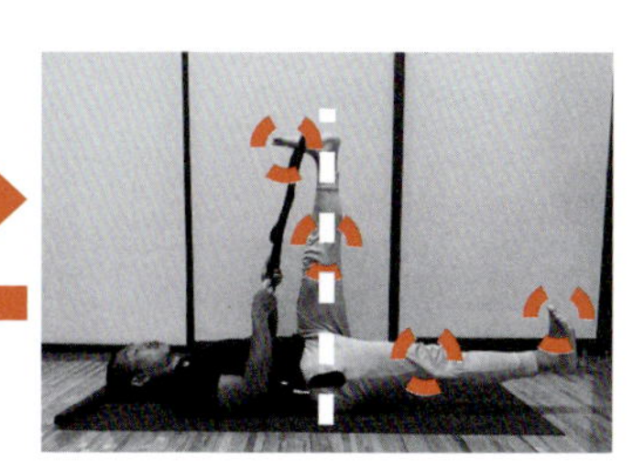

図　**ストレートレッグ ローワリング**

股関節と大腿後面(ハムストリングス)の柔軟性を向上させる．壁にひっかけている，もしくはタオルを使って挙上している側のハムストリングスは可能な範囲で脱力させておくことが重要なポイントであり，脱力できているほど効果が得られやすい．

運動目的

股関節の屈曲改善．

ハムストリングスの柔軟性向上．

運動方法(図)

1. 背臥位にて，できるだけリラックスした状態で膝伸展位を保持したまま両下肢をできるだけ高く挙上し，片側の足を壁に引っかける．
2. 壁に引っかけていない側の股関節をゆっくりと伸展(下肢下降)して，踵をできるだけ床に近づける．この際，壁に引っかけている側の脚はリラックスさせ動かさないよう十分注意する．また，両脚ともに膝伸展位と足関節背屈位を保持したまま行うようにする．
3. ゆっくりと元の位置に戻る．
4. 反対も同様に，上記1～3の手順で繰り返し行う．

回数・セット数　6～8回・2～3セット．

Point

壁を使用することができない場合，長めのタオルまたはロープを使い片側の足底に引っかける方法でもよい．

⑩片脚スクワット

single leg squat with ankle hold

対象　下記の項目で減点があった場合に行う

評価7　股関節と脊椎の可動性(後屈) p.46
評価8　上半身と下半身の可動性とバランス p.49
評価10　下半身の筋力 p.57

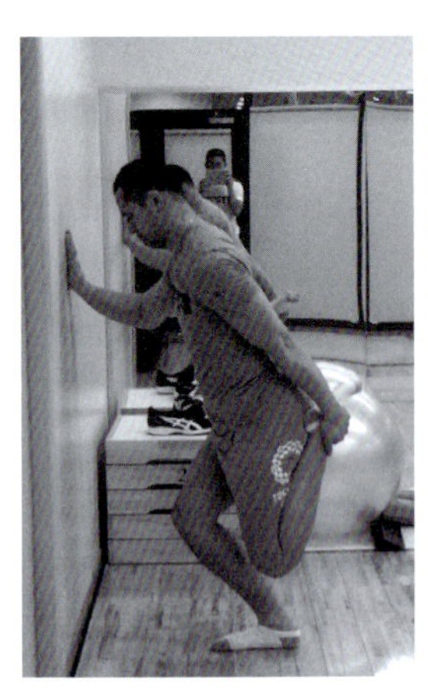
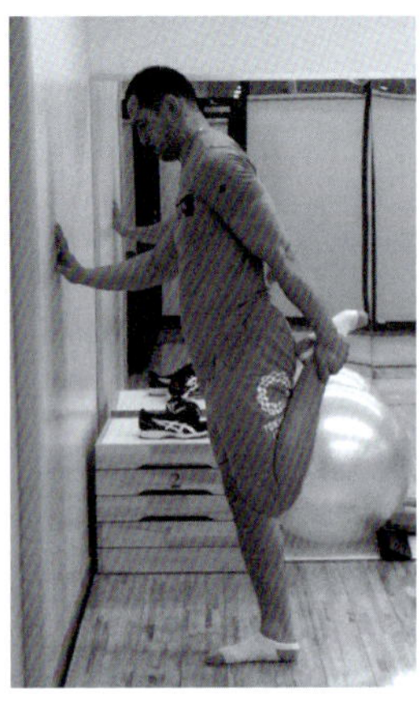
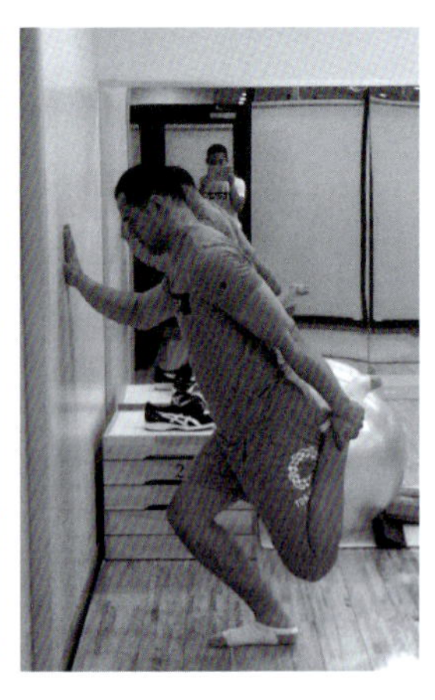
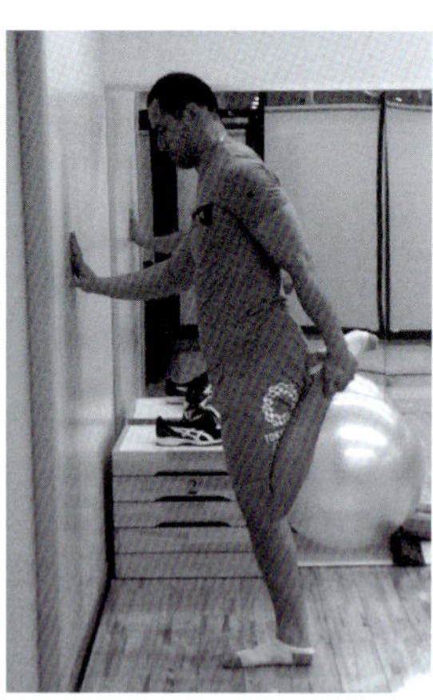

図　片脚スクワット

重心の上昇とともに股関節伸展運動を行うことで，股関節前方の筋群や脊椎の可動性の向上を図る(下半身と体幹部の安定性，下半身の筋力を改善する際にもこのエクササイズを実施する)．しゃがむことで，手と足関節の距離が近づき，開始肢位がとりやすくなる．踵をしっかりと殿部に可能な限り近づけ，その肢位のまま支持側の脚を伸展させて重心を上昇させるが，特に最終域で遊脚側の殿筋群を収縮させることで相反抑制を利用し，大腿四頭筋のさらなる伸張を促す．

運動目的

股関節の伸展改善．
股関節屈筋群の柔軟性向上．
下半身と体幹部のバランス向上．
下半身の筋力向上．

運動方法(図)

1. 一方の手で同側の足関節を把持し，踵と殿部をできるだけ近づけて支持脚を屈曲し，できるだけ重心を下降させる．バランスを保つため，片方の手は壁など支えとなるものに触れていても構わない．
2. 把持している側の踵と殿部をできるだけ近づけたまま，支持脚を伸展して立ち上がっていく．
3. ゆっくりと元の位置まで戻る．最終肢位では，両股関節が伸展位となる．
4. 反対も同様に，上記1～3の手順で繰り返し行う．

回数・セット数　6～8回・2～3セット．

⑪ストレートレッグ ローワリング45

straight leg lowering 45

対象　下記の項目で減点があった場合に行う

評価9　体幹部の筋力 p.52

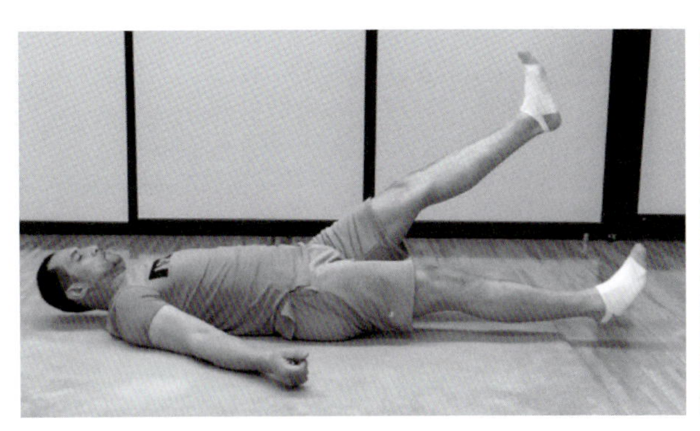

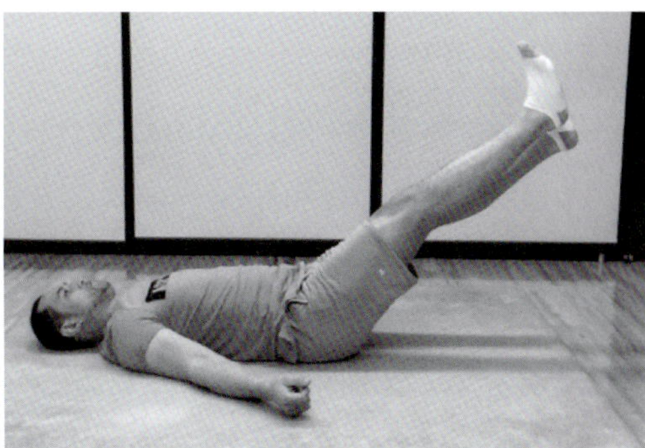

図　**ストレートレッグ ローワリング45**

ストレートレッグ ローワリングの変則型．遊脚側の脚を床面から45度の位置に保ちながら，もう一方の脚を上下に動かすことで体幹筋の筋力向上，さらには体幹部の安定性の向上を図る．

運動目的

体幹部の筋力向上．

運動方法（図）

1. 背臥位にて，膝関節伸展・足関節背屈位を保持した状態で両下肢を床面から45度ほど挙上する．
2. どちらかの脚を45度挙上位に保持したまま，もう一方の脚をゆっくりと降ろし，床に接地する直前で止める．
3. ゆっくりと元の位置に戻る．
4. 反対も同様に，上記1～3の手順で繰り返し行う．

回数・セット数　6～8回・2～3セット．

⑫コージ ウォールプッシュ

Koji wall push

対象　下記の項目で減点があった場合に行う

評価11 足関節の可動性 p.62

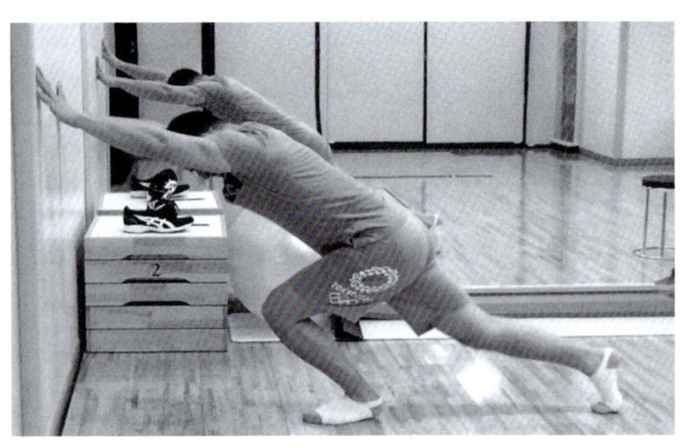
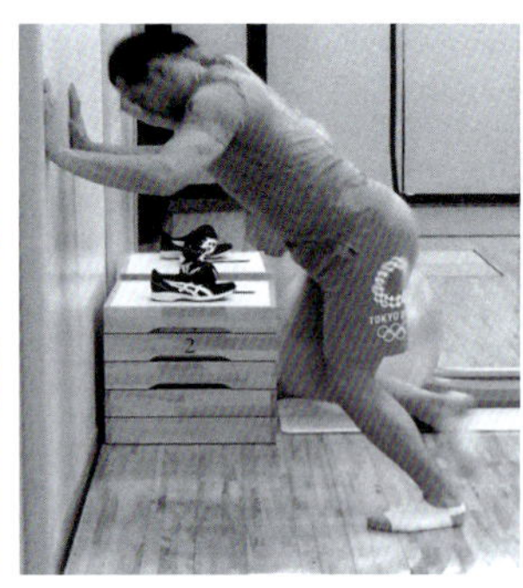
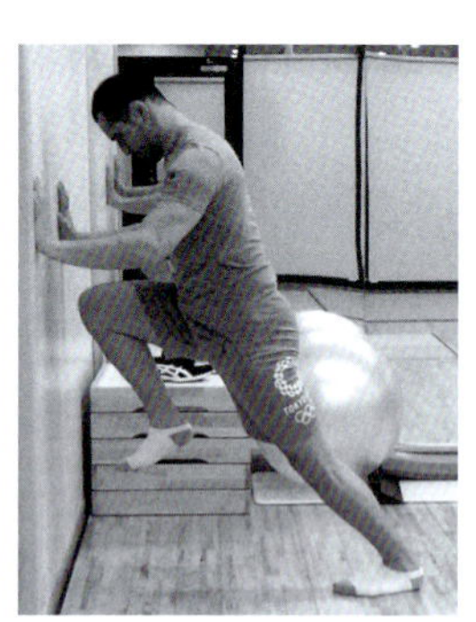

図　コージ ウォールプッシュ

重心の下降に伴う足関節背屈運動によって，足関節の可動性の向上を図る．壁を押すことで生じる身体に加わる力を活用しつつ，床面から踵を離さずに床面からの生み出した力を体幹・上肢を介して効率よく壁に伝えることで，足関節背屈位でのアイソメトリック状態をつくり出し，足関節の可動性向上を図る．

運動の目的

足関節の可動性向上．

運動方法(図)

1. 壁から4足分離れたところに足部を位置し，顔の高さにて両手で壁に触れる．片脚立位になり，遊脚側の脚を後方に引く．支持脚側の足底(特に踵)が床から離れないよう注意しながら，膝をできる範囲で屈曲する．
2. 手でしっかりと壁を押さえながら，支持脚側の膝，股関節を伸展するとともに，遊脚側の大腿が床面と平行になるところまで股関節を屈曲する．この際に支持脚側の膝が早期に伸展しないよう注意する．足底部(特に踵)は床から離さず，3～5秒アイソメトリックの状態を保つ(支持脚の踵で床面を踏み込みながら腰を前に突き出すイメージ)．
3. ゆっくりと元の位置まで戻る．
4. 反対も同様に上記1～3の手順で繰り返し行う．

回数・セット数 6～8回・2～3セット．

Koji Awareness™ アプリの紹介

概要

本書で紹介したKoji Awareness™を，より手軽に実践できるスマートフォンアプリ「Koji Awareness™ アプリ」の開発が進められている．

本アプリではセルフチェック（第2章）に基づき，ユーザーごとに最適なエクササイズプラン（第3章）を提案．いずれの動作も動画で解説されており，誰でも視覚的に理解できることが特徴である．

ほかにも，結果に応じた同年代と比較した際の身体機能の程度が示されたり，エクササイズを行った日がカレンダーに記録されるなど，ユーザーを飽きさせず，楽しみながら継続できる工夫も凝らされている．

本アプリケーションのリリースは2025年秋以降を予定．本書で学んだ指導者の方は，Koji Awareness™の実践方法の一つとして，本アプリを紹介していただきたい．

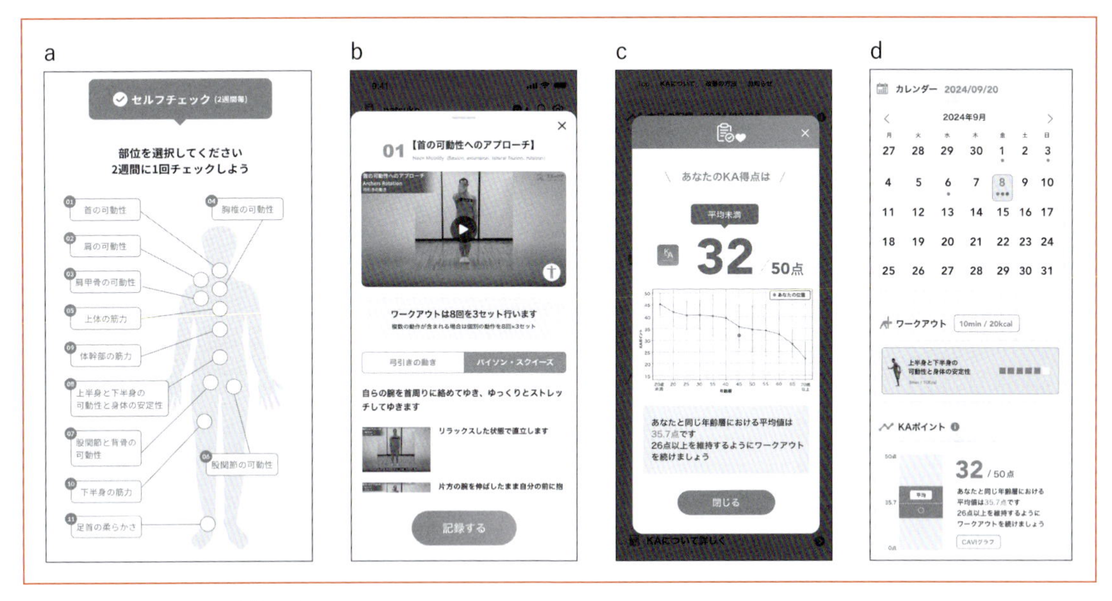

図 Koji Awareness™ アプリ画面

a：セルフチェック．本書第2章で扱った「評価」が直感的にわかるようにしている．
b：エクササイズ．本書第3章で扱った「改善運動」について動画で解説している．
c：からだ可動性年齢．過去の研究結果に基づいた実年齢と関節可動性の年齢差を表示．改善の程度を数字で実感し，ユーザーの興味を喚起する．
d：カレンダー機能．エクササイズを行った日をカレンダーで表示し，ユーザーの達成感を高める．

開発経過や現況などの詳細は，以下URLよりご参照ください．

株式会社アクシス（アプリ制作）
URL：https：//ka.axisjp.co.jp/

（宮腰行生）

第4章

研究成果と実践例

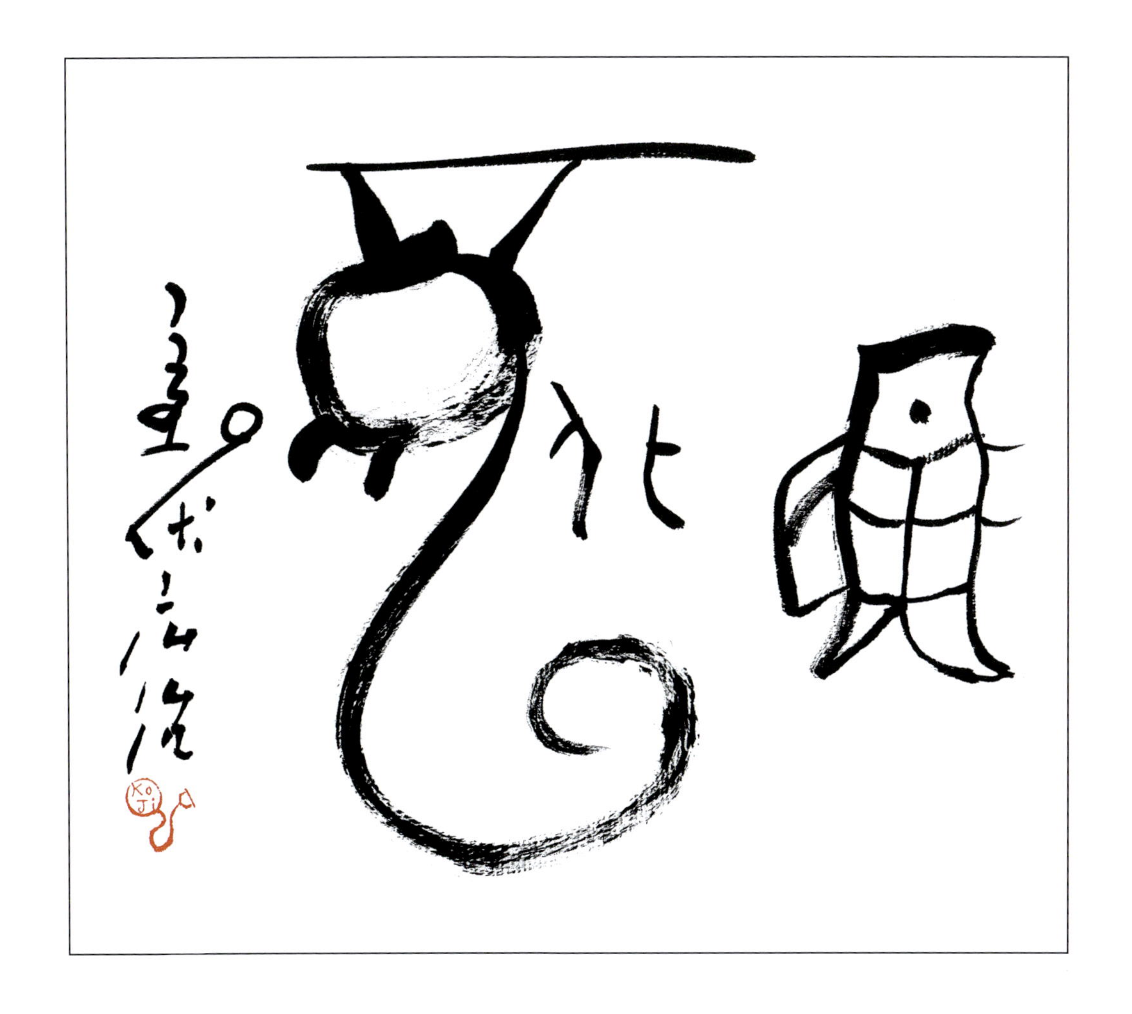

魚化龍

「魚化龍」は，困難や挑戦を経て魚が龍へと変化することを意味する．これは，身体機能の向上においても，訓練や努力を通じて成長し，身体が新たな段階へと進化することを象徴している．研究成果や実践例においても，挑戦を経て成長し，変化を遂げるプロセスが示されており，まさに「登竜門」のように，困難を乗り越えて新しい段階へと進化した身体機能を表している．この章では，そのような進化の象徴として「魚化龍」を掲げ，多くの人々が魚から龍へと変わるように成長することを願っている．

ランニング障害の発生とKoji Awarenessの関連 －大学駅伝チームにおける前向きコホート研究－

長距離ランナーにおけるランニング障害の発生を予防することと，そのために身体機能の低下を把握することの重要性

ランニング障害（running-related injuries：RRIs）は長距離ランナーにおいて頻繁に起こりうる代表的な障害の一つで，その要因はオーバーユースによることが多い[1]．また，ランナーにおけるRRIsの有病率は43 ± 19.8％と高い[2]．さらに，RRIsは一般的に長い回復期間を要し，パフォーマンス向上の停滞，レース前の棄権，競技をやめる原因となることが多く[3, 4]，RRIsの発生は長距離ランナーにとって大きな問題である．また，RRIsの発生には，筋力低下，柔軟性・可動性低下，安定性低下といった身体機能の低下と関係することが報告されている[5, 6]．以上のことから，RRIsの発生要因を身体機能から明らかにし，予防策を講じることが重要である．

長距離ランナーにおけるシーズン前のKoji AwarenessスコアとRRIs発生リスクとの関連性について（前向き観察研究：2022シーズン）

そこで，長距離ランナーの身体機能とRRIsの関連を明らかにするため，47名の長距離ランナーを対象に，2022シーズン前のKoji Awarenessスクリーニングテストのスコア（KAスコア）とその後6カ月間のシーズン中のRRIsの発生状況を調査する前向き観察研究を実施した[7]．RRIsは3週間以上，練習やトレーニング，試合を欠場した下肢・体幹の障害と定義し，シーズン中の発生状況を調査した．シーズン中にRRIsが発生した選手を損傷群，発生しなかった選手を非損傷群に分け，シーズン前のKAスコアとRRIs発生リスクの関連性を分析した．

結果，RRIsの発生率は21.3％であり，損傷群のKAスコアは非損傷群に比べて低値を示した（図1）．また，ROC曲線分析により，シーズン前のKAスコアのカットオフ値は46.5点であった（図2）．さらに，46点以下の選手は，47点以上の選手に比べてRRIsの発生リスクが2.59倍高まることが示された（図3）．

シーズン前のKAスコアからその後に発生しうるRRIsの発生リスクを予測できることから，シーズン前にスコアが46点以下の選手において，RRIs発生の予防策をあらかじめ講じる必要性が示唆された．

KAスクリーニングテストに基づく改善運動実施によるRRIs発生率の低下について（非ランダム化比較試験：2023シーズン）

前述した前向き観察研究（2022シーズン）の結果を踏まえ，2023シーズンにはRRIs発生予

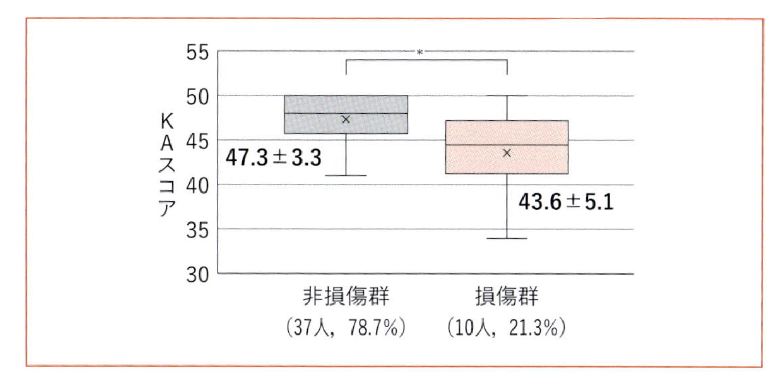

図1　RRIs発生率と，損傷群と非損傷群のKAスコアの差

RRIs発生率は21.3%．損傷群のシーズン前のKAスコアは，非損傷群に比べて有意に低い．
*統計学的有意差あり．

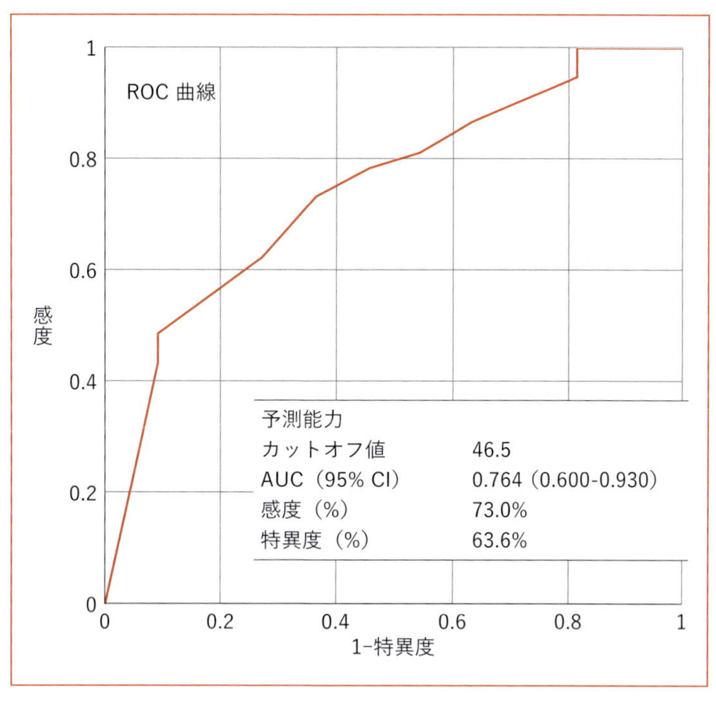

図2　ROC曲線分析でのKAスコアのカットオフ値とRRIs予測の精度

カットオフ値は46.5点．シーズン前のKAスコアのRRIs発生の予測精度は高い．

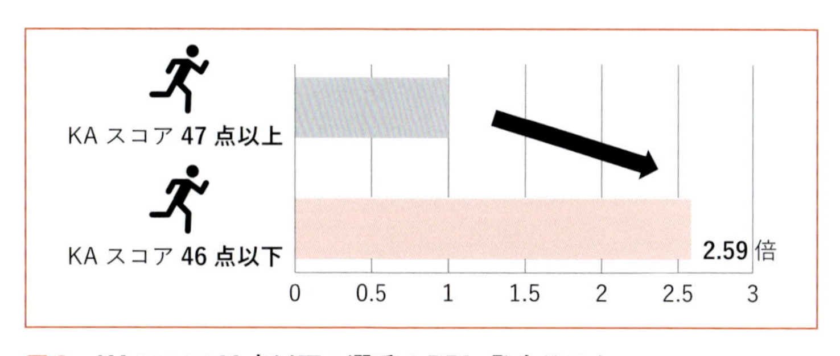

図3　KAスコア46点以下の選手のRRIs発生リスク

シーズン前のKAスコアが46点以下の選手は，47点以上の選手に比べてシーズン中にRRIsを発生する確率が2.59倍高い．

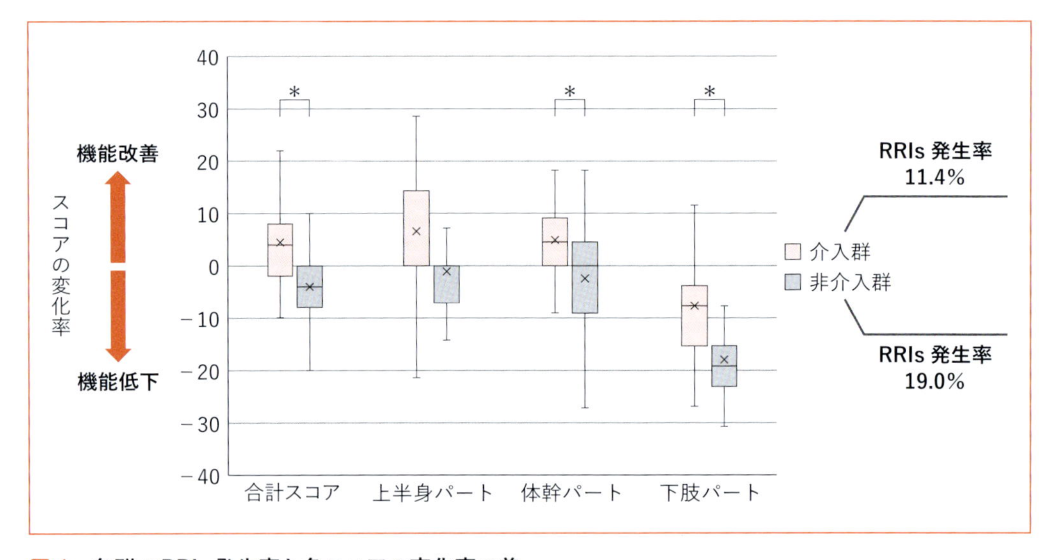

図4　各群のRRIs発生率と各スコアの変化率の差

*p＜0.05.

防策として改善運動を指導し，RRIs発生率を低下させることができるかを調査した．通常の練習のみを行った2022シーズンを非介入群，通常の練習に改善運動を実施した2023シーズンを介入群とした．なお，介入群で実施した改善運動は，シーズン前のKAスクリーニングテストで減点を認めた項目に対応する改善運動とした．シーズン前後でのKA合計スコアと各パート（上半身，体幹，下肢）のスコアからシーズン前後での各KAスコアの変化率を算出した．

結果，非介入群ではシーズンを通じてKAスコアは低下し，特に下肢パートのスコアが顕著に低下した．一方で，介入群ではシーズンを通じて下肢パートのスコア低下が低減した．加えて，介入群の合計スコアと下肢・体幹パートの変化率は非介入群に比べて有意に高かった．非介入群と介入群のRRIs発生率はそれぞれ，19.0％と11.4％であった（図4）．

過去の報告において，全身の機能を評価したうえで身体的問題を有する部位に対して個別にエクササイズを指導する「テーラーメイドな」エクササイズ指導の効果は検証されていない．本調査の結果から，身体機能のスクリーニングから改善運動まで指導できるKAを導入することで，シーズン中に通じうる身体機能の低下は低減・改善し，加えてRRIs発生率が低下することが示された．そのため，KAはRRIsの予防を目的としたコンディショニング手法の一つとして有効であると考える．

RRIsの発生率が低下した要因の一つとして，KAスクリーニングテストを通じて，選手が自身の問題のある機能やその部位に気づくことができた点が考えられる．この気づきは，選手のリテラシーを高め，選手が改善運動を自主的に取り組むことに寄与する．この一連の効果は，KA特有の強みだと考える．

（見供　翔）

Koji Awarenessの健康増進への活用 −東川町Studyの一例−

ハイパフォーマンスからライフパフォーマンスへ

東京2020大会では，定期的なメディカルチェックを実施しコンディショニングを最適化することで，ハイパフォーマンスなアスリートを積極的にサポートした．これまでに水泳日本代表選手の腰部障害の減少も報告されている[1]．スポーツ庁はこれらの施策が大会期間中の選手の活躍に貢献しただけでなく，日本人の健康増進のレガシーにもなると考えた．そこで，2023年度Sport in Life推進プロジェクト「コンディショニングに関する研究」を公募し，筆者らが受託した．この事業では，アスリートに対する身体チェックと運動介入が，一般人の身体機能の改善，腰痛の軽減，ライフパフォーマンスの向上に有効であるかを検証した．

コンディショニングに関する研究

事業実施の対象となった東川町は北海道のほぼ中央に位置し，中核市の旭川市に隣接する人口約8,600人（男性4,000人，女性4,600人）の町である．町の施設や町報に腰痛予防のための運動介入プログラム実施の広告を掲載し，応募した成人男女が本事業の参加者となった．筆者らは参加者の痛みの部位やその程度（0～10），生活の質を聴取するSF-36などの質問紙とKoji Awareness（KA）スクリーニングテスト，ロコモ度テストなどの運動器機能評価を実施した．KAスクリーニングテストは全身機能を評価するセルフチェック法であるが，より精度を高めるため，事前に訓練を受けた理学療法士とアスレティックトレーナーによって評価を行った．骨盤前後傾可動域は自動で，大腿前面・後面の柔軟性は他動で関節可動域を計測した．町の職員として駐在するトレーナー2名が，90分のグループセッションを週1回の頻度で3カ月間継続した．一度のセッションを15名程度とし，全身のモーターコントロールエクササイズを指導した．

参加者は76名（男性20名，女性56名）で，平均年齢は51歳，3カ月の継続率は86%であった（65名/76名中）．介入前に腰痛を訴えた参加者は22名であったが，介入後に15名に減少し，腰痛の程度も平均3.6から1.6へと軽減した（図1）．ロコモ立ち上がりテストはステージ0（正常）の割合が左右平均39.5%から63.8%へ，SF-36の下位8項目いずれも有意に改善を示した．また，KAスクリーニングテストのスコア（KAスコア）の合計値の向上がみられ，32点から38点へと上昇した（図2）．さらに，腰痛あり群（22名）と腰痛なし群（54名）とでKAスコアの合計値を比較したところ，腰痛あり群は30点，腰痛なし群は34点であり，有意に腰痛あり群が低かった．大腿前面・後面の柔軟性は改善しなかったが，骨盤の前後傾自動可動域は拡大していた．

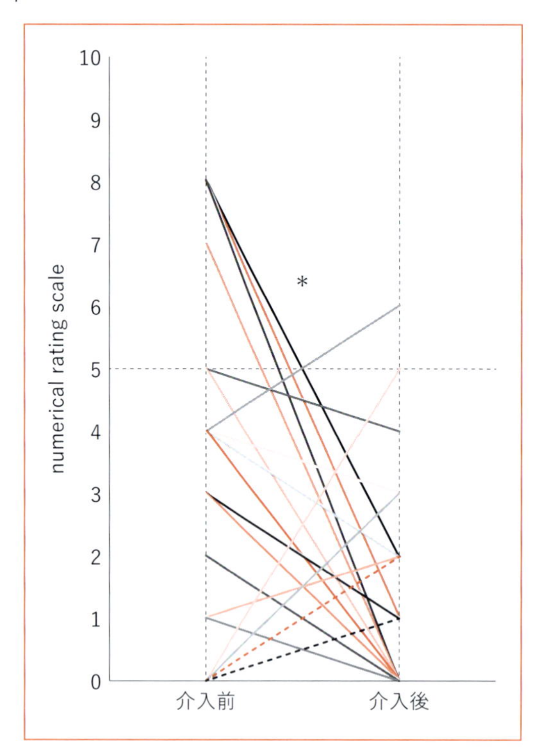

図1　介入前後の腰痛の程度と有訴者数

縦軸は痛みの評価スケール．0は「痛みが全くない」，10は「考えられる最大の痛み」として自己申告するかたちで評価した．腰痛を訴えた参加者は22名であったが，介入後に15名に減少した．腰痛の程度も平均3.6から1.6へと軽減した．

＊$p < 0.05$.

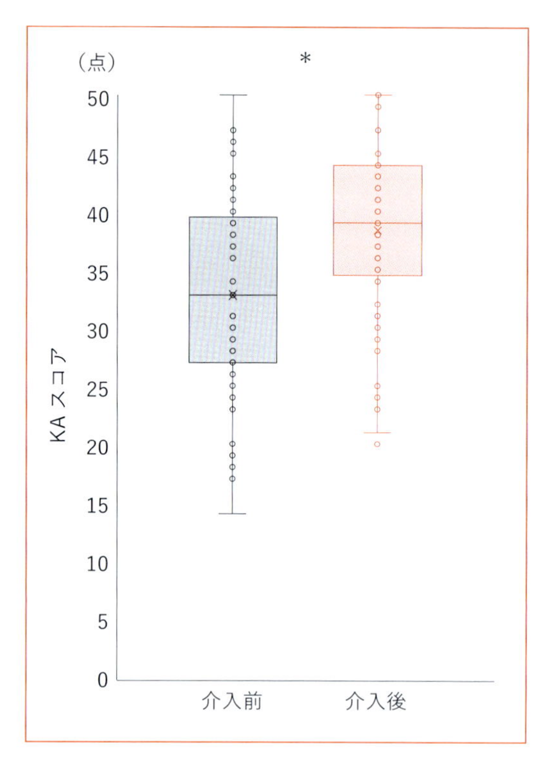

図2　介入前後のKAスクリーニングテストの総スコアの比較

KAスコアの合計値は，介入前32点から介入後に38点へと上昇した．

＊$p < 0.05$.

Koji Awarenessは全身mobilityのセルフチェックが可能な評価法

本参加者において，介入によって大腿前面および後面の筋の柔軟性の改善は得られなかった一方で，体幹深部筋を主動作筋とする骨盤の自動可動域はいずれも拡大した．自らの力で関節を動かす能力，いわゆる“mobility”が改善したと推察する．アスリートに対する身体チェックと運動介入は，一般人の身体機能の改善，腰痛の軽減，ライフパフォーマンスの向上に有効であり，KAは腰痛による身体機能の低下を反映するとともに，全身のmobilityをセルフチェックすることが可能な評価法であると考える．

（森戸剛史・金岡恒治）

大学野球選手に対する運動介入前後のKoji Awarenessの変化

野球選手の疼痛の特徴

東京六大学野球連盟に所属する早稲田大学野球部は，これまでにリーグ最多の優勝47回，プロ野球選手100名以上を輩出するなど，アマチュアトップクラスの野球部である．しかし，筆者らが実施した約半年間にわたる障害調査では，85.6％の選手が身体の特定の箇所に疼痛を訴え，痛みを抱えながらプレーしていることが明らかとなった．

なかでも27.9％の選手が肩の痛みを訴え，6.9％の選手は肩の痛みによってプレーできない状態であった．

肩・肘だけでなく，野球選手は他競技の選手や一般人と比較して腰痛既往歴のある選手が多いことや[1)]，野球動作の特徴である非対称的な動きから，非投球側のハムストリングスのタイトネスが腰痛の危険因子になっていること[2)]，非投球側の大腿前面の筋厚が投球側と比較して厚いこと[3)]が，これまでにも報告されている．非対称的な動きを繰り返すことで日常的に身体へ不均衡な負荷を与え，運動器機能の低下が起きていると考えられる．

ピラティスによる介入と評価

そこで筆者らは身体機能を回復させる目的としてピラティスを介入し，その前後でKoji Awareness（KA）の評価を行うとともに骨盤前後傾総可動域を四つ這い位と座位の2肢位で計測した．対象は97名の男性選手（平均年齢：19.6歳，平均身長：175.4 cm，平均体重：75.7 kg）で，対面もしくはオンラインにて，週に1回，約60分の介入を3カ月実施した．介入内容は1カ月ごとに変更し，延べ46エクササイズであった[4)]．

その結果，介入前のKAスクリーニングテストのスコア（KAスコア）は平均40.3点だったが，介入後は平均43.5点と有意な改善を示した（図1）．97名中75名のスコアが上がり，満点の50点だった選手は介入前は5名であったが，介入後は11名と倍以上に増加した．11名のピラティス参加率は93％であり，週に1回の介入以外にも，各々ウォーミングアップにエクササイズを導入し，積極的にピラティスに取り組んでいた．

KAスコアを項目別にみると，「評価4．胸椎の可動性」と「評価6．股関節の可動性（屈曲内旋／外旋）」，「評価10．下半身の筋力」で有意な改善を示した．

骨盤前後傾総可動域においても，有意な改善を示した．四つ這い位では，介入前41.9度だったのが介入後は48.2度，座位においても，介入前が27.5度だったのが介入後は31.3度と有意に改善を示した（図2）．

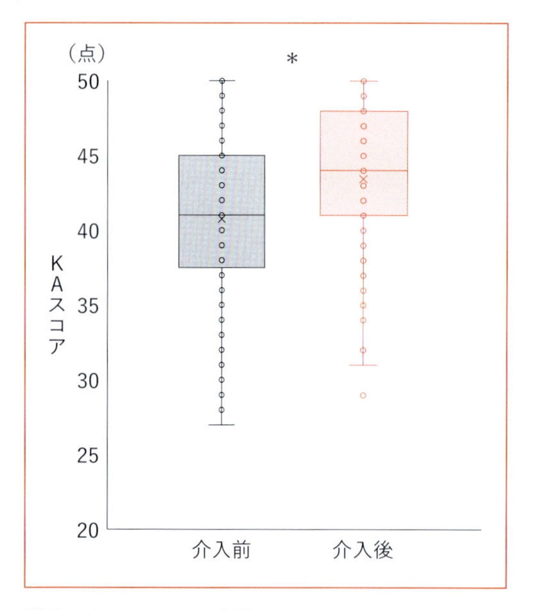

図1　KAスコアの変化
*p < 0.05.

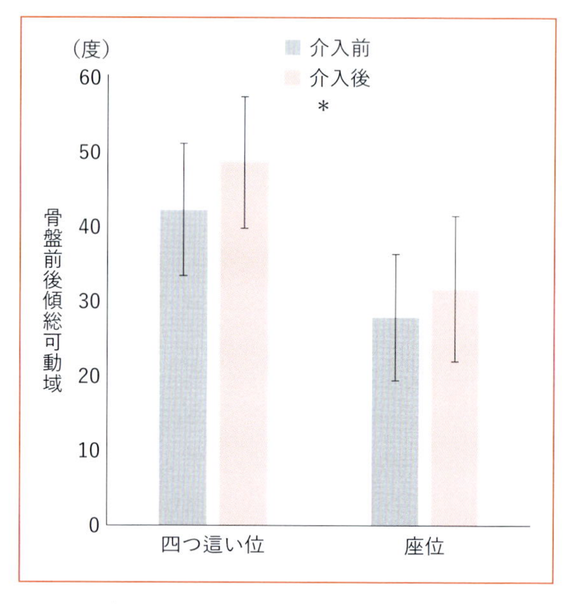

図2　骨盤前後傾総可動域の変化
*p < 0.05.

ピラティスによる介入の利点

ピラティスは運動学習を促し，自分の意思で正しく身体を操作する，motor controlを改善できるとされているが，これまでは可視化することができずにいた．野球選手は，打つ，投げるといった野球技術の練習には十二分に取り組んでいるが，おそらくmotor control系のトレーニングが十分ではなく，介入前のKAスコアが低値を示していたと考える．ピラティスでの介入により，骨盤前後傾総可動域が有意に改善を示したが，これはmobilityを高めることができたということであり，自身のもつ可動域を最大限動かせるようになった．このように，ピラティスでの介入によってmotor control機能が改善したため，KAのスコアも有意に改善を示したといえる．

競技レベルの高いアスリートでも，身体機能が低下し障害が発生しては元も子もない．競技生活を長く送り，よりよいパフォーマンスを発揮するために，定期的にKAスクリーニングテストで計測し適切な対策をとることで，障害リスクの減少につながることが期待される．

（市川いずみ）

東京医科歯科大学の研究：痛み・FMS・介入

本項では，東京医科歯科大学（現東京科学大学）で行われたKoji Awareness（KA）の評価法と改善運動の有効性と妥当性に関する科学的検証の結果について述べる．本項のすべてのデータは，当該分野の専門家により客観的に研究内容が評価される査読プロセスを経て国際医学学術誌に掲載されている．

Koji Awarenessスクリーニングテストは痛みの検出に有効[1, 2]

筆者らは，アスリート35名（男性18名，女性17名）を対象としたKAスクリーニングテストのスコア（KAスコア）と日常運動時の痛みの強さの相関関係に関する臨床試験を行った．参加者に事前に，日常運動時の痛みの強さを10段階で評価するアンケートであるNRS（numerical rating scale）（一番強い痛みを10，痛みがない場合を0として，運動時の痛みを評価する）に回答してもらい，続いてKAスクリーニングテストを行った．結果は，KAスコアと日常運動時の痛みの強さは強い負の相関を認めた（相関係数$r = -0.640$，$p < 0.001$）（図1）．これはKAスコアが低いほど日常運動時の痛みが強い傾向にあるということである．続いて，年齢，性別，BMIの影響を取り除く統計学的処理を行い解析したが，KAスコアと日常運動時の痛みの強さの強い負の相関は変わらなかった．つまり，KAスクリーニングテストはアスリートのトレーニング中の痛みを検出するのに非常に有効であるといえる．

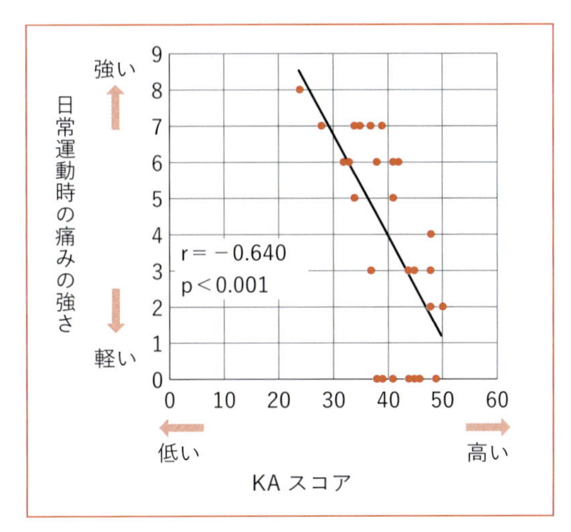

図1　KAスコアと日常運動時の痛みの強さの相関図
KAスコアが低いほど日常運動時の痛みが強い傾向を示す．

この結果を踏まえ，青山学院大学陸上競技部の協力のもとKAスクリーニングテストによりスポーツ外傷・障害が予測できるかを検討した(詳細はp.84「実践例1」に記載)．結果は，46点以下の選手はシーズン中にトレーニングの休止が必要なスポーツ外傷・障害を発症する率が高いことがわかった．

Koji Awarenessスクリーニングテストは伝統的な専門家による評価と相関する[3)]

以前より使われている運動器機能評価法にfunctional movement screen (FMS)がある．FMSは優れた評価法であるが，独自のコースで学び資格を得た専門家が特別な道具を用いて計測する必要があるというデメリットがあり，広く一般的に使用することは難しい．そこで，自己評価できるKAスクリーニングテストで専門家によるFMSスコアと同等の評価ができるかを検討した．健康な57人の参加者にKoji AwarenessとFMSによる評価を行ったところ，KAスコアはFMSスコアと強い相関を認めた(相関係数 $r = 0.655$，$p < 0.001$) (図2)．こちらも年齢，性別，BMI，スポーツレベルの影響を取り除く統計学的処理を行い解析したが，結果は同様で，KAスコアとFMSスコアは強い相関を認めた．つまりKAスクリーニングテストで，いつでも，誰でも専門家並みの運動機能評価を行えることがわかった．

Koji Awarenessの改善運動で運動器機能低下を改善できるか？[4, 5)]

KAの改善運動の効果検証として，20～50歳の健康な26人の参加者に，運動器機能低下部位に対するKAの改善運動を2週間で計6回行ってもらい，その前後でのKAスコアと日常運動時の痛みの強さを評価した(図3)．エクササイズ開始前に平均37.6点だったKAスコアは，2週後に42.5点へと有意に上昇した．また運動時の痛みも有意に軽快した($p < 0.001$)．

さらに，個別のKAの改善運動の効果検証も行った．四つ這いの胸椎回旋運動では，2週間のエクササイズで胸部の動き(胸椎の可動域)が22％も拡大することがわかった(p<

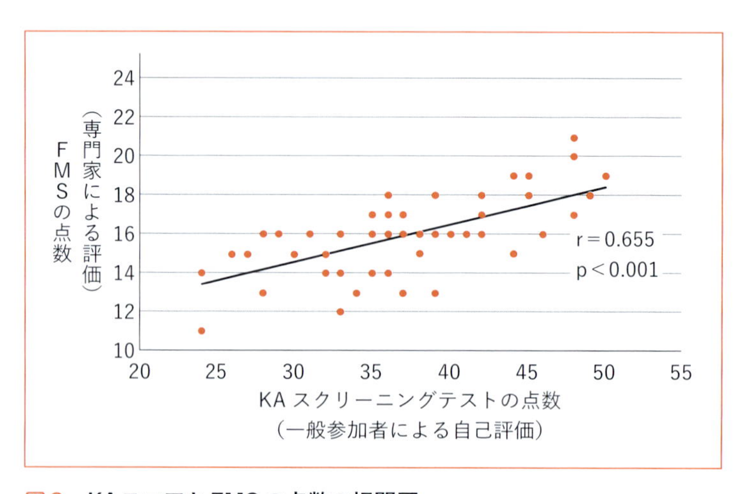

図2　KAスコアとFMSの点数の相関図

KAスクリーニングテストにより専門家と同等の運動器機能評価を一般の参加者が行うことができる．

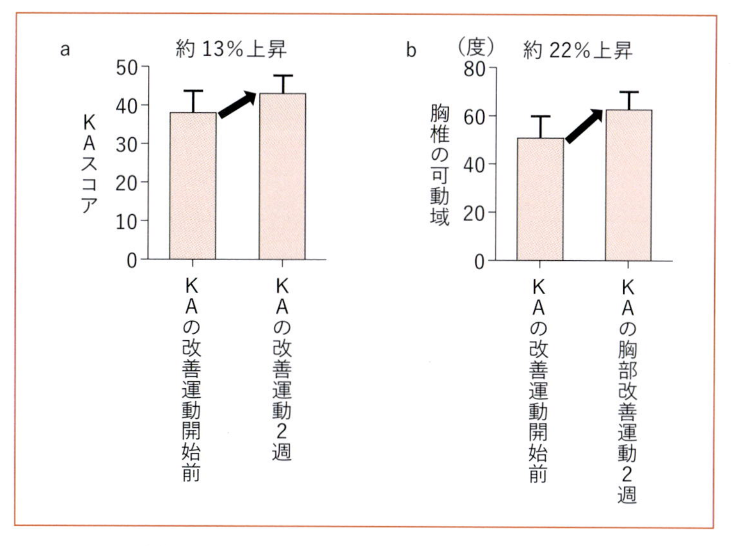

図3　KAの改善運動前後での運動器機能評価値

a：KAの改善運動を2週間行うことでKAスコアが13%上昇した．b：KAの胸部改善運動で胸部の動きが22%改善した．

0.001）．

Koji Awarenessの科学的検証結果のまとめ

KAスクリーニングテストは痛みや新たなスポーツ外傷・障害を早期に予測するのに有用であり，専門家による評価に遜色なく行うことができる．評価などで浮かび上がった個々のニーズに対してKAの改善運動を行うことで運動器機能が改善することが科学的に実証されている．

（片桐洋樹）

ロコモティブシンドロームとKoji Awarenessとの関連―運動器健診の必要性について―

運動器機能障害による要介護者の増加

ヒトは加齢によってすべての臓器・器官の機能が低下し，いずれはその機能破綻から死を迎えることになるが，特に中枢神経，循環器，呼吸器の機能停止は個体の死に直結する．その一方，運動器は個体の死には直結しないが，その機能停止は健康寿命の終焉を意味する．超高齢社会を迎え，人口分布の不均衡が生じているわが国においては，生命としての寿命を延ばすことと同等に，健康寿命を延ばすことが強く求められている．厚生労働省「国民生活基礎調査」(図1)によると介護が必要となる理由として認知症や脳血管疾患が多くを占めるが，2016年では関節疾患が7.0％，骨折・転倒が10.8％と運動器障害が17.8％を占めている．また2019年においては関節疾患が10.8％，骨折・転倒が12.5％であり運動器障害が23.3％を占め，わずか3年間で5ポイント近くの増加を示している．このような傾向が続くことによって，今後ますます運動器障害による要介護者が増加していくことが懸念される．

ロコモティブシンドロームとその評価

1999年にWHOから診断基準が発表されたメタボリックシンドロームは，動脈硬化の危険

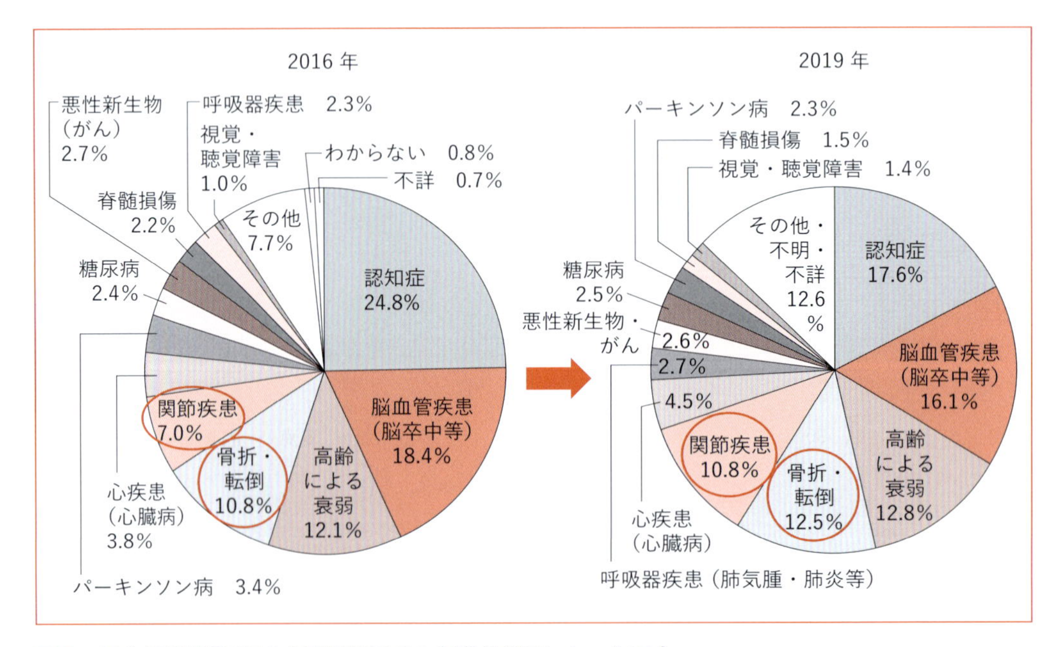

図1　厚生労働省「国民生活基礎調査」の介護が必要になった理由

2016年度は運動器関連の理由は17.8％であったが，2019年度には23.3％に増加している．

因子としての糖尿病，高血圧，脂質代謝異常，腹部内臓脂肪を組み合わせた評価方法で，何らかの治療を必要とする疾病の前段階の状態を評価し，介入を行うことで疾病を予防することが求められる．またこれに倣って，2007年には日本整形外科学会が運動器の機能低下によって要介護や寝たきりになるリスクの高い状態を指すロコモティブシンドロームという概念を提唱し，その予防対策を呼びかけ啓発活動を行ってきている．

ロコモティブシンドロームの評価方法としては，ロコモ度テスト*1とロコチェック*2が用いられている．評価基準は主に，台からの立ち上がりテスト，歩幅距離の評価(2ステップテスト)，運動器の症状や機能を評価する25の質問(ロコモ25)からなっている．これによって，ロコモでない状態，ロコモが始まっているロコモ度1，ロコモが進行したロコモ度2，ロコモがさらに進行して社会参加に支障をきたし「運動器が原因の身体的フレイル」に相当するロコモ度3と判定される[1)]．

Koji Awarenessとロコモ度評価

筆者らは，自治体住民75名(男性20名，女性55名，平均年齢51歳)を対象とした運動介入研究において，介入前後の対象者の運動器機能をロコモ度テストおよびKoji Awareness (KA)スクリーニングテストを用いて評価し，両者の相関を調査した．この際に立ち上がりテストの点数は，片脚で10 cmから立ち上がれる場合を8点とし，両脚で40 cmから立ち上がれる場合を1点と換算して解析を行った．その結果として，KAスクリーニングテストの11項目の総合点数と立ち上がりテスト，2ステップテスト，ロコモ25との各相関を図2，3に示す．

立ち上がりテストは相関係数0.416と相関関係を認めたが，2ステップテスト，ロコモ25との間にはそれぞれ0.293，－0.273と弱い相関を認めた(図2)．またKAスクリーニングテストの11項目のうち，下肢の機能を反映する，股関節と脊椎の可動性，股関節の可動性，上半身と下半身の可動性とバランス，足関節の可動性，下半身の筋力の5項目の合計点とロコ

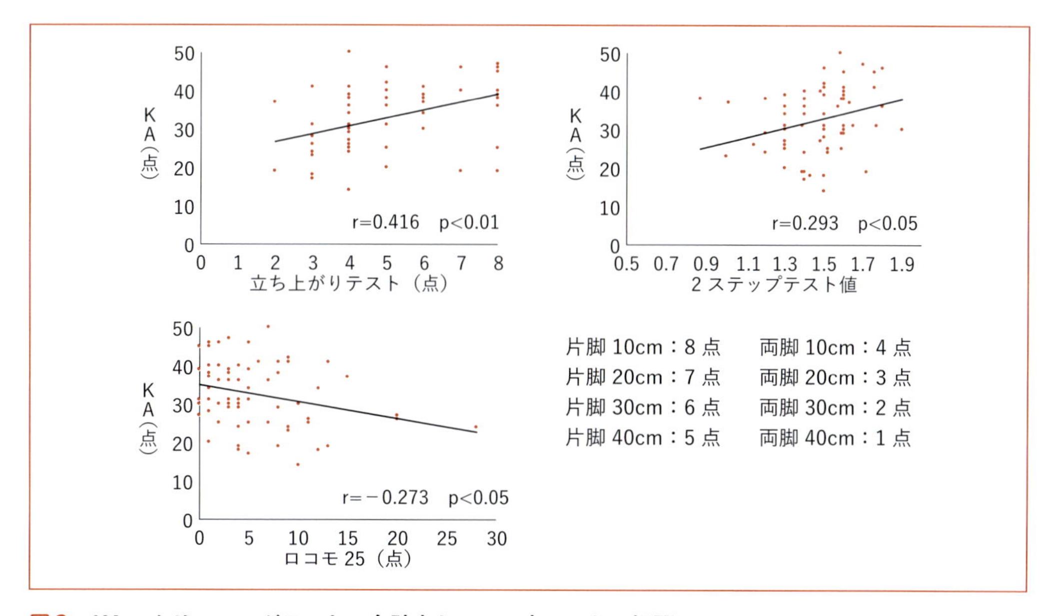

図2 KAスクリーニングテストの合計点とロコモ度テストの相関

立ち上がりテストで相関係数0.4の相関を認めており，2ステップテスト，ロコモ25においては弱い相関を認める．

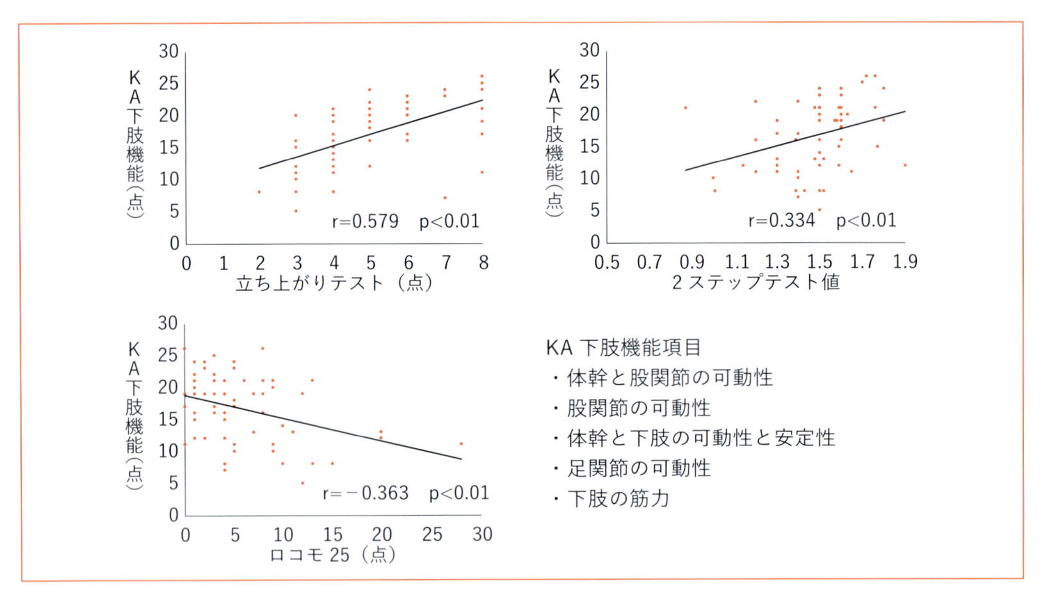

図3 KAの下肢機能評価項目の合計点とロコモ度テストの相関
立ち上がりテストは相関係数0.579と相関を認め，2ステップテスト，ロコモ25とも相関関係を認める．

モ度テストを比較したところ，ロコモ度テストの各評価方法との相関係数は，立ち上がりテストでは0.579と強い相関を示し，2ステップテストは0.334，ロコモ25は−0.363と相関係数が高くなっていた(図3)．この調査においては平均年齢が51歳と比較的若年層を対象としていたが，ロコモ度テストとKA評価結果との間には一定の相関関係を認めており，KAを評価することによってロコモ度も推定することができると考えられる．

健康寿命延長のための効率的な対策

これまでに運動器の機能を定量的に評価する方法は標準化されたものがなく，機能低下の警鐘を鳴らす基準が定まっていなかったため，健康寿命延長のための効率的な対策をとることができていなかったと考える．メタボリックシンドロームにおいては血液検査データ，血圧，腹囲などの客観的指標が整い，その基準が定まることで予防介入が可能になっている．今後はKAスクリーニングテストをはじめとした運動器機能を評価する方法が普及し，その点数から個別に早期の介入を行いライフパフォーマンスを向上させることで健康寿命を延伸させ，要介護者を減らしていくことが期待される．

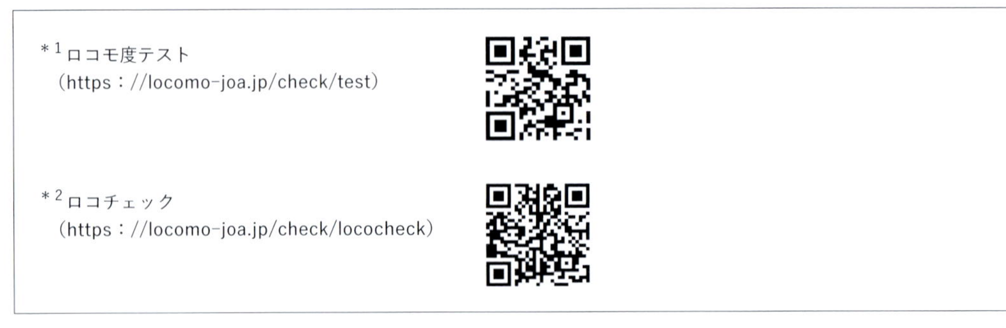

（金岡恒治）

文献

実践例1　ランニング障害の発生とKoji Awarenessの関連—大学駅伝チームにおける前向きコホート研究—

1）Videbæk, S et al : Incidence of running-related injuries per 1000 h of running in different types of runners : a systematic review and meta-analysis. Sports Med 45 : 1017-1026, 2015
2）Francis, P et al : The proportion of lower limb running injuries by gender, anatomical location and specific pathology : a systematic review. J Sports Sci Med 18 : 21-31, 2019
3）Clough, PJ et al : Marathon finishers and pre-race drop-outs. Br J Sports Med 23 : 97-101, 1989
4）Kluitenberg, B et al : The NLstart2run study : training-related factors associated with running-related injuries in novice runners. J Sci Med Sport 19 : 642-646, 2016
5）Mahieu, NN : Intrinsic risk factors for the development of achilles tendon overuse injury : a prospective study. Am J Sports Med 34 : 226-235, 2006
6）Becker, J et al : Factors contributing to medial tibial stress syndrome in runners : a prospective study. Med Sci Sports Exerc 50 : 2092-2100, 2018
7）Murofushi, K et al : Predictive value of the KOJI AWARENESS self-evaluation system for running injuries in elite male long-distance runners : a prospective cohort study. Orthop J Sports Med 12 : 23259671241260517, 2024

実践例2　Koji Awarenessの健康増進への活用—東川町Studyの一例—

1）Matsuura, Y et al : Injury trend analysis in the Japan national swim team from 2002 to 2016 : effect of the lumbar injury prevention project. BMJ Open Sport Exerc Med 5 : e000615, 2019

実践例3　大学野球選手に対する運動介入前後のKoji Awarenessの変化

1）Hangai, M et al : Relationship between low back pain and competitive sports activities during youth. Am J Sports Med 38 : 791-796, 2010
2）Kato, K et al : Influences of limited flexibility of the lower extremities and occurrence of low back pain in adolescent baseball players : a prospective cohort study. J Orthop Sci 27 : 355-359, 2022
3）長谷川伸ほか：野球投手の筋厚の非対称性とボールスピードの関係．体育科学 61：227-235，2012
4）市川いずみ：野球ピラティス，金岡恒治監，ベースボール・マガジン社，東京，2024

実践例4　東京医科歯科大学の研究：痛み・FMS・介入

1）Murofushi, K et al : The relationship between movement self-screening scores and pain intensity during daily training. J Med Invest 69 : 204-216, 2022
2）Murofushi, K et al : Predictive value of the KOJI AWARENESS self-evaluation system for running injuries in elite male long-distance runners : a prospective cohort study. Orthop J Sports Med 12 : 23259671241260517, 2024
3）Murofushi, K et al : Validity of the Koji Awareness self-screening test for body movement and comparison with functional movement screening. PloS one 17 : e0277167, 2022
4）Murofushi, K et al : The effectiveness of corrective exercises on the Koji Awareness score and activity-related pain intensity. J Med Invest 70 : 208-212, 2023
5）Murofushi, K : Comparative analysis of thoracic rotation exercises : range of motion improvement in standing and quadruped variants. Acta Med Okayama 78 : 251-258, 2024

実践例5　ロコモティブシンドロームとKoji Awarenessとの関連—運動器健診の必要性について—

1）Yamada, K et al : Reference values for the locomotive syndrome risk test quantifying mobility of 8681 adults aged 20-89 years : a cross-sectional nationwide study in Japan. J Orthop Sci 25 : 1084-1092, 2020

おわりに

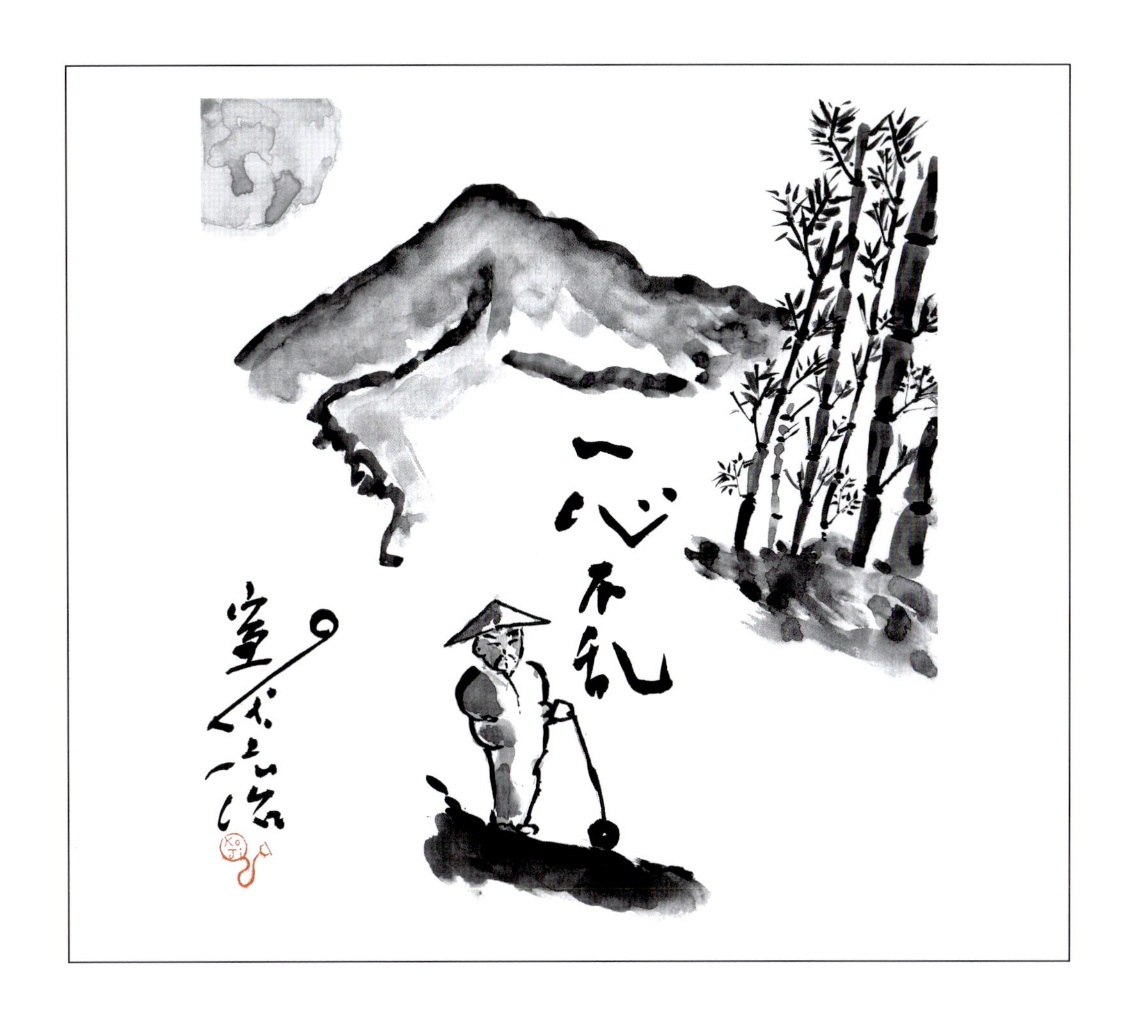

一心不乱

「一心不乱」は，すべての努力が集中し，目的に向かって迷わず進んでいくという精神を象徴する．本書で紹介されている運動機能の評価や改善，トレーニングの方法なども，全ては自分の身体に対する一心不乱な専心によって効果を発揮する．身体と向き合い，一心不乱に努力を続けることで，結果は必ず現れる．本書の知識や経験を得て，日常生活やスポーツ活動でそれを実践していく姿は，書で表現された修行を終えて山から降りる姿と重なり，次のステージへと進む皆さん自身の象徴ともいえる．

Koji AwarenessのQ&A

Q1：改めてKAスクリーニングテストと改善運動をする目的は何でしょうか？

A：KAスクリーニングテストと改善運動を実践し，自らの問題点を把握し，それを改善することで，日常生活をより快適に過ごしたり，スポーツをより楽しんだりするなど，様々な効果が期待できます．問題のある箇所に対して改善運動を行うことで，身体の正しい使い方を学び，アスリートにとってはウォーミングアップの一環となり，さらには質の高い動作の獲得につながります．また，改善運動をクールダウンの一環として取り入れることで，トレーニングによる身体の偏りを整え，よりバランスのとれた状態を維持することができるでしょう．

Q2：KAスクリーニングテストは，どのくらいの間隔で行うとよいでしょうか？

A：スクリーニングは定期的に行うことが重要です．定期的に行うことで，日々の改善運動の効果を体感できます．一般的にトレーニングや運動の効果が定着する期間は2～3カ月とされており，改善運動の効果を把握するためには2～3カ月に1回の頻度でスクリーニングするとよいでしょう．日々の身体の状態をチェックする場合には，1週間～1カ月に1回と，短い期間でテストをするとよいでしょう．

Q3：KAのスコアは満点であるほどよいのでしょうか？

A：満点であれば身体機能がよい状態であることを示しますが，一方で，減点を認めることが悪いことではありません．スクリーニングを通じて定量的に身体の機能を見える化することで，現在の自分自身の身体機能の状態を把握することが重要です．評価で減点があった場合や予想外にできない項目があった場合には，むしろ「伸びしろ」があると解釈し，改善運動を前向きに行うように指導していくことが重要です．

Q4：改善運動の効果を実感するには，どのくらいかかるでしょうか？

A：早い段階で即時的に効果がみられる場合もありますが，無理なく継続して行うことで，よりよい身体の使い方が習得できます．効果を実感するまでの期間は人それぞれですが，一般的には2週間～2カ月程度で効果が現れるでしょう．個人差はあるものの，定期的にチェックを行い，身体の機能を把握することが重要です．スクリーニングを通じて身体の状態を正しく把握することで，効果を実感するだけでなく，運動の継続やリテラシーの向上にもつながります．

Q5：改善運動を実施する頻度は，どのくらいがよいでしょうか？

A：改善運動を実施するのは2日に1回の頻度がよいでしょう．一方で，改善運動を実施する時間がない場合などは，継続できる頻度で実施することが重要です．

Q6：改善運動は，どの程度の努力感で実施するのがよいのでしょうか？

A：リラックスした状態で，痛みのない範囲で，身体が気持ちよく伸ばされるように行うとよいでしょう．改善運動を実施しているときには，呼吸を止めず，身体の感覚（動かしている関節や筋から得られる情報）を感じ取れる範囲で行うことが重要です．

Q7：スクリーニングテストの項目に対応する改善運動が重複していることがあります．例えば「改善運動10　片脚スクワット」（p.78）は，3つのスクリーニングテストの改善運動として示されています．もしも，3つのスクリーニングテストすべてで減点があった場合は，「片脚スクワット」を3倍行う必要はあるのでしょうか？

A：スクリーニングテストの項目が異なる場合は，改善運動が重複していたとしても実施する頻度・量を2倍，3倍に設定する必要はありません．頻度や量も重要ですが，改善運動を実施しているなかで，動かしている筋・関節を十分に意識しながら，丁寧に行うことが重要です．

おわりに

人生を生きていくうえで，ただ何も起こらないことだけを願い日々を過ごすのではなく，心と身体の適応能力を高め，困難に直面したときにもそれを乗り越える力を培うことは，誰にとっても重要です．

私たちの人生におけるパフォーマンス，つまりライフパフォーマンスを向上させること，それが本書の目指す大きなテーマです．今回，運動器の新しい機能評価方法に焦点を当て，アスリートにおいては，日頃のコンディショニングや長期的なトレーニングプランを立てる際に活用することで，怪我の予防やパフォーマンス向上の助けになればと思います．さらに一般の方やスポーツ愛好家の皆さんにも，本書の内容が，心身の適応能力を高めることによって日常生活をより充実させ，回復力に富んだキビキビした活力ある毎日を送るための鍵となることを願っています．

特に，私たちが直面している超高齢社会において元気で意欲的な日常を送ることは，個人の幸せだけでなく，社会全体の活力を高めることにもつながります．50歳頃を境に，多くの人がデスクワーク中心の生活にシフトするといわれていますが，この時期に身体の機能を少しでも向上させることができれば，仕事においても高い生産性を維持し続けることが可能だと思います．

本書が社会のモビリティ，皆さん個々の心と身体のモビリティ，“human mobility”向上の一助となり，より健康で活力ある生活を支えるツールとなることを心から願っています．皆さん一人ひとりのライフパフォーマンス向上が，豊かな未来を創る礎になることを信じています．

最後に謝辞として，この本の作成にご協力いただいた文光堂編集部の方々，阿久澤弘氏（新潟医療福祉大学／スポーツ庁 競技スポーツ課），廣幡健二氏（東京科学大学），古谷英孝氏（苑田第三病院），大見武弘氏（東京科学大学）に，感謝申し上げたい．

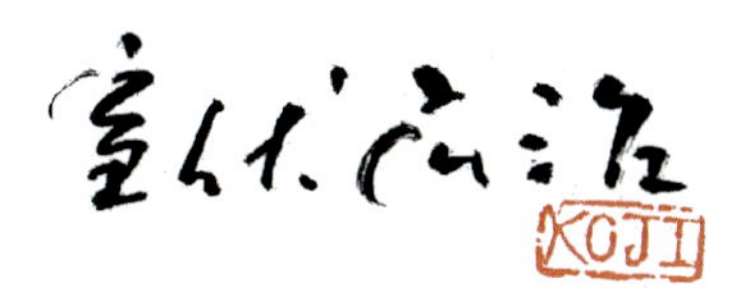

［カバー・扉絵］

カバー「一投一念」
扉「山水画，老子」（巻頭），「一座建立」（p.2-3），「虚室生白」（p.12-13），「黙如雷」（p.66-67），「魚化龍」（p.82-83），「一心不乱」（p.98-99）

作品制作・解説／室伏広治

和文索引

欧文索引

著者・監修者　プロフィール

室伏広治（むろふし こうじ）

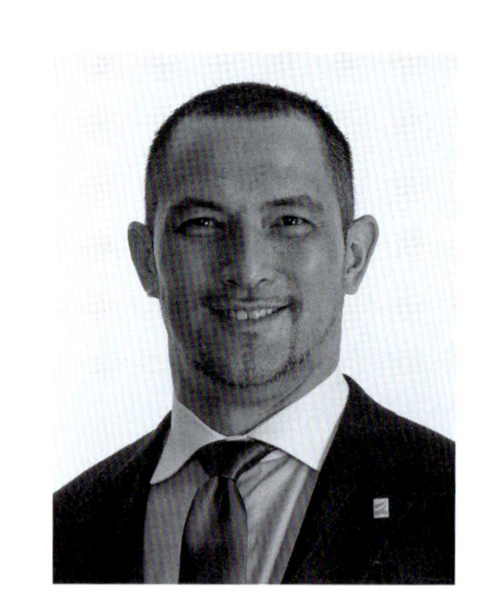

スポーツ庁長官，東京科学大学特命教授．陸上競技のハンマー投選手としてオリンピック4大会に出場し，2004年アテネ五輪では，陸上投擲種目でアジア史上初の金メダルを獲得した．また，日本選手権では前人未到の20連覇を達成した．選手として現役だった2007年に中京大学大学院体育学研究科で博士号を取得し，2011年に同大学スポーツ科学部の准教授に就任．2014年より東京医科歯科大学で教授を務め，同時にスポーツサイエンスセンターのセンター長にも就任した．2014年には国際競技団体との交渉役として，東京オリンピック・パラリンピック競技大会組織委員会のスポーツディレクターに任命された．2020年10月よりスポーツ庁長官に就任し，「感動していただけるスポーツ界」を目指して公務に取り組んでいる．

2009年	4月	中京大学非常勤講師
2010年	4月	中京大学スポーツ科学部客員教授
2011年	4月	中京大学スポーツ科学部准教授（2014年9月まで）
2014年	6月	公益財団法人東京オリンピック・パラリンピック競技大会組織委員会スポーツディレクター（2020年9月まで）
	8月	東京医科歯科大学特任教授
	10月	東京医科歯科大学教授，スポーツサイエンス機構サイエンスセンター長（2020年9月まで）
2016年	9月	公益財団法人東京オリンピック・パラリンピック競技大会組織委員会スポーツ局長（2018年6月まで）
2020年	10月	スポーツ庁長官
2020年	10月	東京医科歯科大学（現：東京科学大学）特命教授
2023年	1月	世界アンチ・ドーピング機構（WADA）政府代表執行委員

金岡恒治（かねおか こうじ）

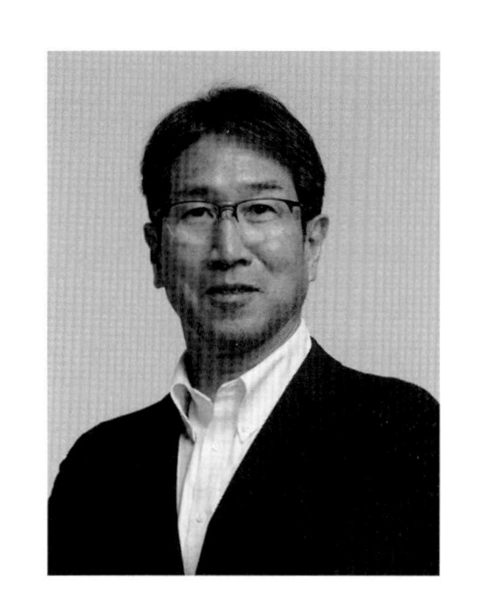

早稲田大学スポーツ科学学術院教授．筑波大学整形外科講師を務めた後に，早稲田大学でスポーツ医学，運動療法の教育・研究に携わる．シドニー・アテネ・北京五輪の水泳チームドクターを務め，ロンドン五輪にはJOC本部ドクターとして帯同した．アスリートの障害予防研究に従事しており，体幹深部筋研究の第一人者．スポーツ・運動によって人類のライフパフォーマンスを高め，健康寿命を延ばすことを課題に活動している．

片桐洋樹（かたぎり ひろき）

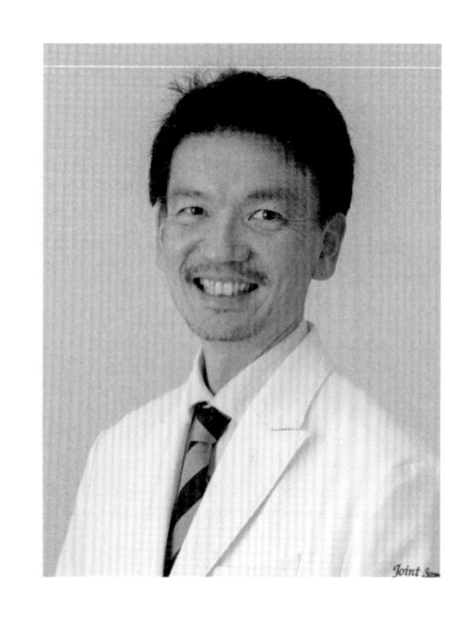

獨協医科大学埼玉医療センター整形外科講師．医学博士．Leuven大学（ベルギー）でポスドク研究員として再生医療の基礎研究に従事，帰国後は東京医科歯科大学・獨協医科大学埼玉医療センターでスポーツ医学研究に携わる．Xリーグシルバースター（アメフト），Bリーグ越谷アルファーズ（バスケ）のチームドクターとしても活動している．日本スポーツ整形外科学会 Outstanding Young Investigator Award，東京医科歯科大学学長裁量優秀若手研究者奨励賞，獨協国際医学教育研究財団賞等を受賞．現在はすべての世代の方が日常生活・スポーツのどちらでも元気に活動できる未来を目指して研究・診療を行っている．

検印省略

室伏広治と考える
運動器機能の評価と改善
Koji Awareness

定価（本体 2,200円＋税）

2024年11月8日　第1版　第1刷発行

監修者　金岡（かねおか）恒治（こうじ）・片桐（かたぎり）洋樹（ひろき）
著　者　室伏（むろふし）広治（こうじ）
発行者　浅井 麻紀
発行所　株式会社 文光堂
〒113-0033　東京都文京区本郷7-2-7
TEL（03）3813－5478（営業）
（03）3813－5411（編集）

印刷・製本：シナノ印刷

ISBN978-4-8306-5199-1　Printed in Japan